高血压饮食运动宜忌

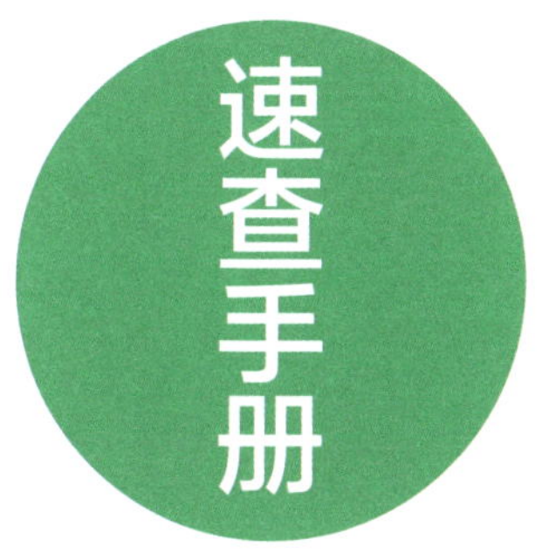

吴晓青◎主编

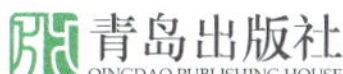

图书在版编目（CIP）数据

高血压饮食运动宜忌速查手册 / 吴晓青主编 .—青岛：青岛出版社，2018.1

ISBN 978-7-5552-6366-1

Ⅰ．①高… Ⅱ．①吴… Ⅲ．①高血压－食物疗法－手册②高血压－运动疗法－手册 Ⅳ．①R247.1-62②R544.105-62

中国版本图书馆 CIP 数据核字（2017）第 288990 号

高血压饮食运动宜忌 速查手册

主　　编　吴晓青
策　　划　中海盛嘉
出版发行　青岛出版社
社　　址　青岛市海尔路 182 号（266061）
本社网址　http://www.qdpub.com
邮购电话　13335059110　0532-68068820（传真）0532-68068026
责任编辑　郭东明　程兆军　E-mail：qdgdm@sina.com
封面设计　祝玉华
版式设计　刘晓东
印　　刷　青岛北琪精密制造有限公司
出版日期　2018 年 1 月第 1 版　2018 年 1 月第 1 次印刷
开　　本　32 开（787mm×1092mm）
印　　张　6
字　　数　100 千
印　　数　1-6000
书　　号　ISBN 978-7-5552-6366-1
定　　价　24.00 元

编校质量、盗版监督服务电话　4006532017（0532）68068638

前言

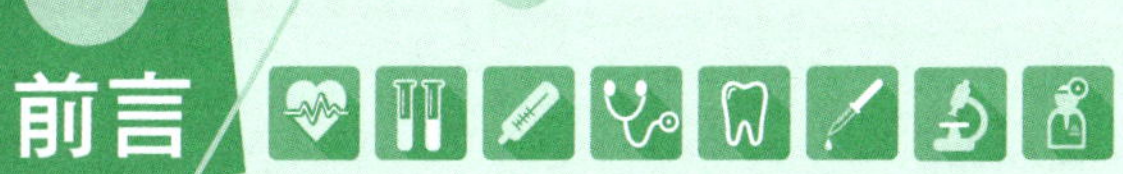

德国著名哲学家叔本华曾经说过："一个身体健康的乞丐比疾病缠身的国王要幸福得多。"身体健康是最值得拥有的财富，不论是国王，还是乞丐，拥有健康的身体是我们每个人的梦想，没有它，再多的名与利都是浮云。

但往往事与愿违，因为在我们的身边潜伏着诸多威胁身体健康的沉默杀手，高血压就是其中之一。

作为一种最常见的慢性非传染性疾病，高血压可导致心脏病发作、脑卒中、肾衰竭、盲症、血管破裂以及其他严重的健康问题。高血压一旦患上，基本都需要终生接受治疗。据统计，全世界每5个成人中就有1例高血压，每年由高血压并发症导致的死亡为940万例。中国的情况是，18岁及以上居民高血压患病率为25.2%，根据2010年第六次全国人口普查数据测算患高血压的人数为2.7亿。

高血压的一个可怕之处，是很多患者并不知道自己已经患病，原因是它并不总会引起身体不适。很多人只有等到体检或者其他并发症出现的时候，去医院诊断才发现自己患上了高血压。来自世界卫生组织2014年的一份调查显示，近40%年龄在45岁或以上的中国人有高血压症。这些高血压患者中超过40%的人不知道其病情，约50%的患者没有接受药物治疗，大约80%患者的病情没有控制得很好。

高血压不仅是老年人的"专利"，现在正逐渐年轻化，少年儿童的群体中，高血压患病率也开始呈持续上升趋势。

疾病这个魔鬼隐藏在生活的细节之中，高血压的危险因素与生活习惯息息相关，如高钠低钾膳食、超重和肥胖、过量饮酒、精神紧张、缺乏体力活动等。随着高血压危险因素聚集数目的增加，高血压的患病风险也随之增加。所以，一个人的生活细节决定自身健康，健康的生活方式使人增寿，不健康的生活方式使人折寿。

面对高血压这个沉默杀手，我们可防可治。与其他危险因素一道对高血压进行控制，这是预防心脏病发作和脑卒中的主要方式。人们可通过改善自己的生活方式来尽量减少出现高血压的危险，比如减少钠盐的摄入量，饮食均衡，戒烟限酒，经常运动，保持正常体重等。

本书通过文字和数据表格等形式的结合，为读者全面介绍了高血压的诊断、预防、治疗、服药禁忌等知识，重点是如何选择饮食与运动等养生常识，深入浅出，让人一看就懂，希望能成为读者的健康卫士。

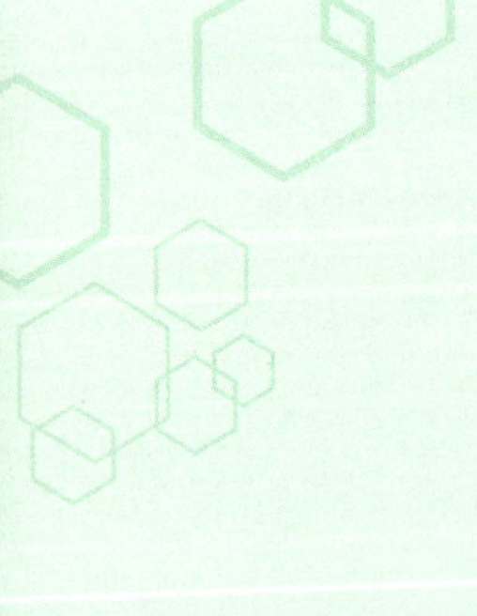

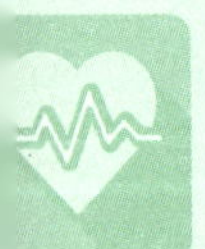
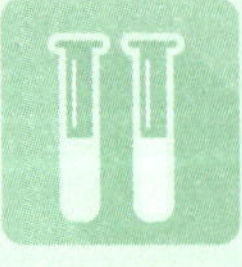
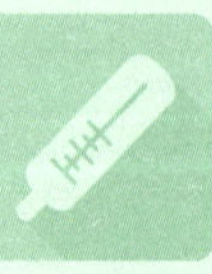
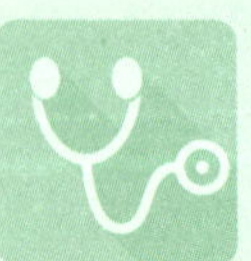
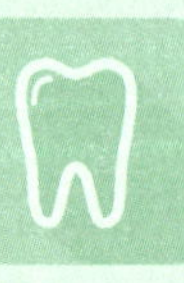
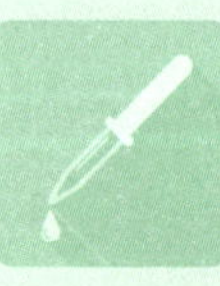
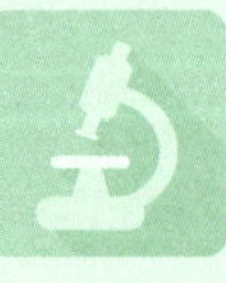

目录

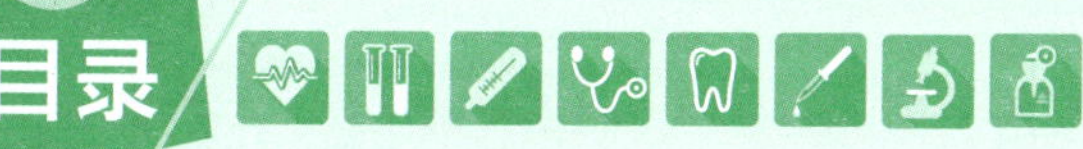

第一章 高血压常识速查

01

第二章 高血压饮食宜忌速查 47

肉蛋水产类

水果类

中药类

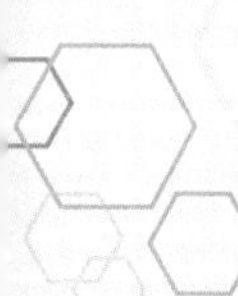

第一章

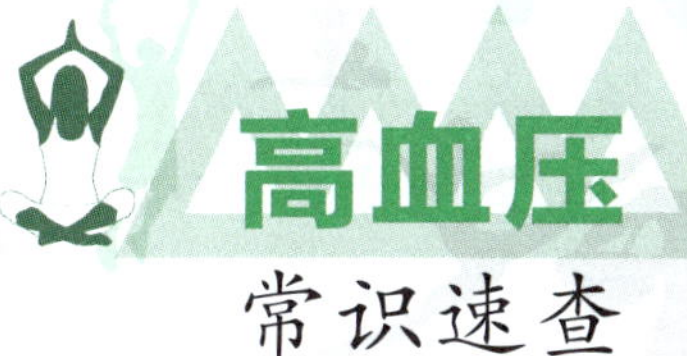

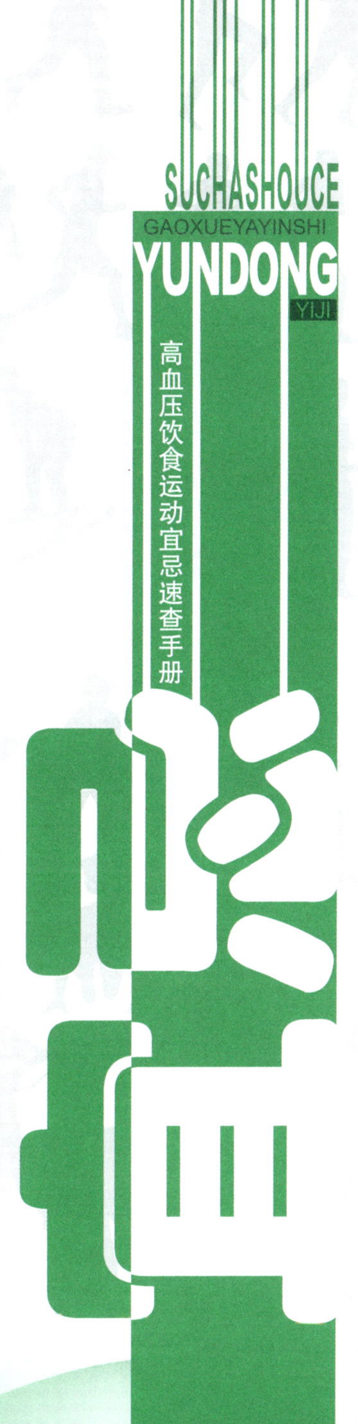

高血压是引起心血管疾病的重要因素，70%的脑卒中和50%的心肌梗死与高血压有关。

高血压的发病时间多集中在40岁以后，患者在早期大多无自觉症状，所以高血压也被称为“沉默的杀手”。有的患者会感觉到有轻微的头痛、失眠、耳鸣、烦躁、记忆力减退、心悸、工作和学习精力不易集中并容易疲劳等。

在未使用抗高血压药物的情况下，非同日3次测量，收缩压≥140mmHg和/或舒张压≥90mmHg时，可诊断为高血压。

根据2010年第六次全国人口普查数据测算，我国高血压患病人数为2.7亿。这个数据也意味着平均7个中国人中就有一个是高血压患者。

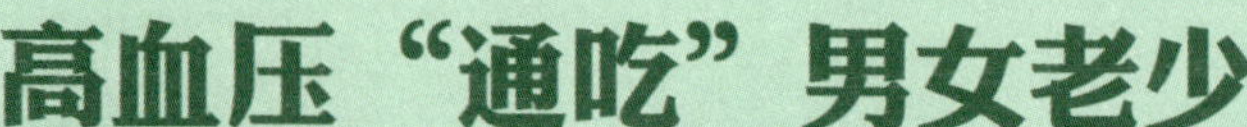

高血压“通吃”男女老少

高血压是引起心血管疾病的重要因素，当前我国心血管病死亡占总死亡的41%，每年死亡350万人。70%的脑卒中和50%的心肌梗死与高血压有关。

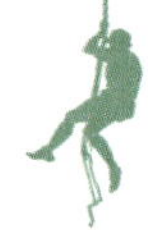

“压力”下的血压

动脉起自心脏，不断分支，口径渐细，管壁渐薄，最后分成大量的毛细血管，分布到全身各组织和细胞间。毛细血管再汇合，逐级形成静脉，最后返回心脏。

动脉和静脉是输送血液的管道，毛细血管是血液与组织进行物质交换的场所，动脉与静脉通过心脏连通，全身血管构成封闭式管道。心脏每一次收缩，会将血液压送进血管，进而将血液输送至全身。血液在心脏中是按单方向流动，经心房流向心室，由心室射入动脉。心脏压送血液推挤血管壁（动脉）所产生的压力就形成血压。

高血压患病率持续上升

2015年6月国务院新闻办发布的2012年国民营养与慢性病状况调查报告显示，中国18岁及以上居民高血压患病率为25.2%，根据2010年第六次全国人口普查数据测算患者数为2.7亿。这个数据也意味着平均7个中国人中就有一个是高血压患者。

高血压趋于年轻化

一个不容忽视的事实是，在少年儿童的群体中，高血压患病率也开始呈持续上升趋势，从1991年的7.1%上升到2009年的13.8%，年均上升率为0.47%。不同年龄、性别儿童的血压水平均呈上升趋势。2010年全国学生体质调研19万余名7～17岁汉族学龄儿童血压结果显示：2010年中国儿童高血压患病率为14.5%（男生16.1%，女生12.9%）。高血压儿童较血压正常儿童在成年后更易患高血压并发生心血管重构，男女儿童患病风险分别是血压正常儿童的2.1倍和1.5倍。数据显示，全世界每 5 个成人中就有一例高血压，这种病症所导致的死亡人数约占所有脑卒中和心脏病死亡人数的一半。全球每年由高血压并发症导致的死亡为940万例。

控制高血压是心血管病防治的切入点

国内外研究均证实，降低高血压患者的血压水平可减少40%～50%的脑卒中和15%～30%的心肌梗死危险。控制高血压是心血管病防治的切入点。而普通人群要防治这种疾病，首先应该从了解这种疾病的来龙去脉入手。

高血压的知晓率偏低

不过，现实情况并不乐观。全国居民营养与健康调查显示，我国人群高血压的知晓率、治疗率和控制率仅分别为35%、30%和8%～10%。这意味着我国事实上高血压人群中不知道自己患高血压的占65%。由于大部分人没有测量过自己的血压水平，故也不可能知道自己有无高血压，更谈不到高血压的治疗率和控制率。

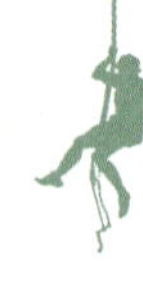

收缩压与舒张压

血管是指血液流过的一系列管道，它遍布全身。按血管的构造功能不同，分为动脉、静脉和毛细血管三种。心脏的收缩、舒张交替进行，推动血液在心脏和血管组成的密闭循环系统内持续流动。血压是推动血液在血管内流动的动力，血压越高，心脏压送血液所用的力就越大。

收缩压

心室收缩，血液从心室流入动脉，此时血液对动脉的压力最高，称为收缩压（SBP），也叫高压值。

舒张压

心室舒张，动脉血管弹性回缩，血液仍慢慢继续向前流动，但血压下降，此时的压力称为舒张压（DBP），也叫低压值。

血压值

收缩压与舒张压是衡量血压高低的数值——血压值。高压值（收缩压）反映的是心脏将血液泵入动脉的力量；低压值（舒张压）反映的则是动脉血管的弹性。

医学界通常用毫米（mm）表示水银压力计测量后水银柱的

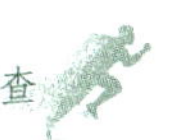

高度数值，所以，mmHg（mmHg）也被作为血压的单位。也有用千帕斯卡（KPa）来表示，两者的换算关系是：1mmHg=0.133kPa，7.5mmHg=1kPa。

正常的血压是血液循环流动的前提，血压在多种因素调节下保持正常，从而提供各组织器官以足够的血量。血压过低过高都会造成严重后果，血压消失是死亡的前兆，这说明血压有极其重要的生物学意义。

不同血压测量方法的高血压标准

测量方法		收缩压（mmHg）	舒张压（mmHg）
诊室血压		140	90
24h动态血压	平均	130	80
	白昼	135	85
	夜间	120	70
家庭自测血压		135	85

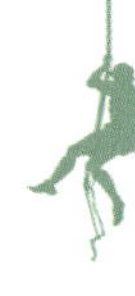

如何确诊高血压

血压是一种临床表现，它与外界环境、自身情绪、其他药物、所处体位等因素都是有关联的，会受这些因素的影响而随时上下波动。因此，要想确诊高血压病，应当尽量减轻或排除干扰，必须在不是同一日内，准确测量的3次静息血压（静坐5～15min）测量≥140／90mmHg后才可以诊断为高血压病。

高血压病的定义

世界卫生组织（WHO）对高血压病的定义是：在未使用抗高血压药物的情况下，非同日3次测量，收缩压≥140mmHg和/或舒张压≥90mmHg时，可诊断为高血压；患者既往有高血压史，目前正在使用抗高血压药物，现血压虽未达到上述水平（140/90mmHg），也应诊断为高血压。收缩压≥140mmHg和舒张压≥90mmHg的为收缩期和舒张期（双期）高血压；收缩压≥140mmHg而舒张压＜90mmHg为单纯收缩期高血压；收缩压＜140mmHg而舒张压≥90mmHg的为单纯舒张期高血压。目前我国已将血压升高的标准与世界卫生组织制订的标准统一。

动态血压监测

有些时候，患者的状态不是很稳定，3次血压值都不能成为诊断的可靠参考，对于这种状况可作动态血压监测。动态血压监测是一种通过

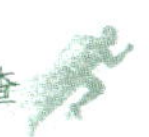

仪器自动间断性定时测量日常生活状态下的血压的诊断技术，它能很好地观察昼夜之内的血压变化，除有助于确定诊断外，还可以判断高血压的类型。在选择降压药物、判断药物疗效时，动态血压比即时的血压更有参考意义，提供更全面更多的信息。

血压水平的分级

目前，临床上仍以诊室血压作为高血压诊断的依据。有条件的应同时积极采用家庭血压或动态血压诊断高血压。家庭血压≥135/85mmHg；动态血压白天≥135/85mmHg，或24h平均值≥130/80mmHg为高血压诊断的阈值。根据血压的高低，高血压可分为三级，这种分级可以了解高血压的程度以及今后内脏受损害的危险度。

血压水平的分级

级别	舒张压（mmHg）	/	收缩压（mmHg）
正常血压	＜120	和	＜80
正常高值	120～139	和/或	80～89
高血压	≥140	和/或	≥90
1级高血压（轻度）	140～159	和/或	90～99
2级高血压（中度）	160～179	和/或	100～109
3级高血压（重度）	≥180	和/或	≥110
单纯收缩期高血压	≥140	和	＜90

注：若患者的收缩压与舒张压分属不同级别时，则以较高的级别为准；单纯收缩期高血压可按照收缩压水平分为1、2、3级。根据高血压病对于脑、心、肾等重要器官损害程度，可将高血压的严重程度分为三期。

1期高血压：高血压患者临床上无任何损害脑、心、肾等重要器官的表现。

2期高血压：高血压患者出现下列一项者——左心室肥厚或劳损、视网膜动脉出现狭窄、蛋白尿或血肌酐水平升高。

3期高血压：高血压患者出现下列一项者——左心衰竭，肾功能衰竭，脑血管意外，视网膜出血、渗出、合并或不合并视盘水肿。

血压波动的四种分型

人的一生中，血压是不一样的，一般情况下，婴儿和儿童的血压比成人低，成年后，血压会升高一些。一些特殊的时期，比如妇女的妊娠期、更年期等，血压也会有较大波动。根据昼夜波动的不同，医学界将血压波动分为4个类型：杓型、非杓型、反杓型、深杓型。

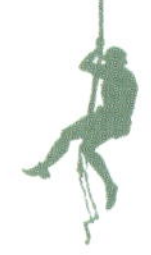

杓型血压

正常成人的血压多表现为白天高夜间低，而清晨觉醒前后血压又会迅速增高，随后血压逐渐下降，至深夜往往最低。夜间睡眠中，血压比白天下降10%～20%。因昼夜血压动态曲线酷似杓子，故称为杓型血压。

健康人的血压昼夜节律多表现为杓型分布，但在某些病理生理状况下其昼夜节律特征可以发生改变。无论患者血压的平均水平如何，若夜间血压下降不明显甚至比白天高，其靶器官受损程度比杓型血压严重。

非杓型血压

非杓型血压是指夜间血压无明显下降，即夜间血压下降不足10%。临床资料表明，非杓型高血压患者比夜间血压下降的杓型患者有更严重的靶器官损害倾向。这些靶器官包括心、脑、血管和肾脏，尤其对心、脑血管有较高的危险度。与杓型高血压患者相比，非杓型高血压患者发生卒中的风险增高2~3倍，发生左心室肥厚的风险增高6~8倍，发生微量白蛋白尿的风险增高4倍左右。

反构型

如果夜间血压比白天还要高5%，医学上称为反构型。因此，高血压患者在选择降压药的时候应根据血压的昼夜变化和波动节律来选用。

深构型

如果出现夜间血压明显降低，比白天下降超过20%，称为深构型或超构型。此外，若晨起血压高于夜间平均血压30%，称为晨起高血压。超构型高血压可增加夜间缺血性脑卒中的发生率；而晨起高血压即所谓“晨峰现象”是脑卒中和心肌梗死发病的独立危险因素。

在平时，血压也是可以随时变动的，比如体育运动、精神紧张、愤怒、兴奋、失眠、焦虑、紧张、饱食或排便用力等都可以使血压暂时性的上升。如果一个人在安静状态下突然受惊吓并感到心慌时，其血压值可以较平静时迅速升高50mmHg左右。这种变化对健康人来说并无危险，身体也不会有明显的觉察，只要休息一会后血压就可恢复正常。而对于高血压患者来说就很危险，容易发生急性的心脑血管病变。

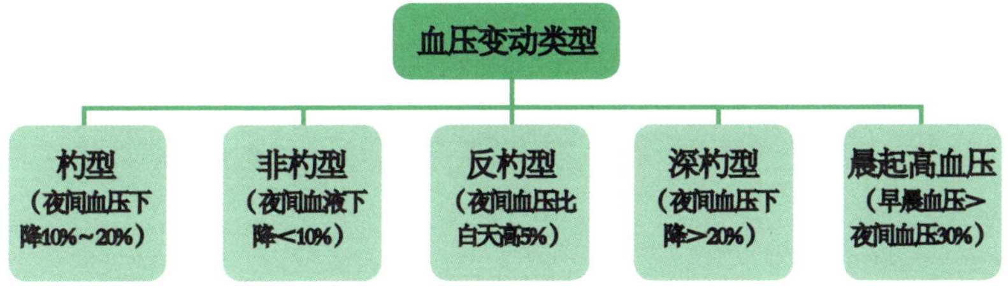

原发性高血压和继发性高血压

如果按病因分类，高血压病可分为原发性高血压和继发性高血压。

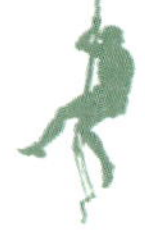

原发性高血压

原发性高血压主要以单纯的血压升高为临床表现，高血压患者中约有90%的患者为原发性高血压。原发性高血压基本无法治愈，但能通过药物控制。

继发性高血压

继发性高血压是指由某些确定的疾病或病因引起的血压升高，约10%的高血压患者为继发性高血压，此类的血压升高有明确的原因。

引发继发性高血压常见的原因有：肾脏病变，如急、慢性肾小球肾炎、肾盂肾炎、肾动脉狭窄等；脑部疾患，如脑瘤、脑部创伤等；内分泌性疾病，如嗜铬细胞瘤、原发性醛固酮增多症等；妊娠高血压综合征，多发生于妇女的妊娠晚期，严重时会有生命危险，需要终止妊娠；大血管的病变，如先天性主动脉缩窄、多发性大动脉炎等；药源性的因素，如长期口服避孕药、长期应用激素等。其中大多数患者可以通过手术等治疗技术去除病因，使其高血压病得到治愈。

白大衣高血压和隐蔽性高血压

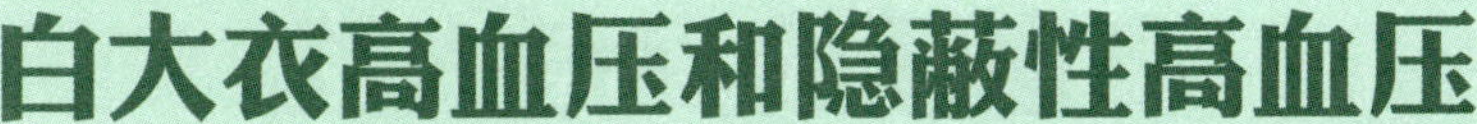

有患者去医院量血压或治疗其他疾病测量血压时，血压就会升高，但回到家中测量血压，或进行24小时动态血压监测时血压都是正常，这种情况称之为“白大衣高血压”。诊室血压水平高，家庭自测血压水平不高者，考虑为白大衣性高血压；诊室血压水平不高，家庭自测血压水平升高者，考虑为隐蔽性高血压。

白大衣高血压

“白大衣高血压”也叫“门诊高血压”，这是患者见到穿白大衣的医护人员后会不由自主地产生精神紧张、焦虑的情绪，从而使血压升高，一般收缩压比平常高20mmHg左右，舒张压会比平常高10mmHg。

隐蔽性高血压

“隐蔽性高血压”也叫“逆白大衣高血压”，表现为患者在诊室检测血压正常，但是动态血压或者家庭自测血压高于正常。产生“隐蔽性高血压”的原因，一方面可能是由于患者的心理因素，另一方面则可能是由于患者服药不规律所致，如平时经常漏服，而在就诊前服药。研究表明这两种特殊的高血压类型更容易造成严重的并发症，隐蔽性高血压相对更高。目前，24小时动态血压测量以及定期进行家庭血压测量成为诊断白大衣高血压最常用的手段。

高血压的高危人群

父母患有高血压者

高血压是多基因遗传病，之所以在同一家庭内高血压患者集中出现，主要是因为有遗传因素存在。调查发现，高血压患者的子女患高血压的概率明显高于父母血压正常者。患有高血压的患者中，其中45％父母有高血压病史；父母无高血压者，子女患高血压概率仅为3％。

摄入食盐较多者

流行病学调查证实，人群的血压水平和高血压的患病率均与食盐的摄入量密切相关。50岁以上的人、有家族性高血压的人、超重和肥胖者，其血压对食盐摄入量的变化更为敏感，膳食中的食盐如果增加，发生心脑血管意外的危险性就大大增加。另有研究发现，每日摄入的钠盐从9g降至6g可使脑卒中发病率下降22%、冠状动脉性心脏病（冠心病）发病率下降16%。

摄入动物脂肪较多者

油脂分为饱和脂肪和不饱和脂肪。近年来，人们的生活水平都有了明显的改善，人们的膳食结构也有了相应的变化。动物脂肪的食品越来越频繁地摆上人们的餐桌。动物性脂肪含饱和脂肪酸最多，室温下这些脂肪是固态成膏状的，加热后变成液体。动物性脂肪在肥肉、动物内脏、禽皮、牛奶里含量高。膳食中过多饱和脂肪酸对心血管系统是有害的，可使血压升高。含不饱和脂肪酸的食品有植物油和鱼油，在室温下为液态。经常食用含不饱和脂肪酸，有助于预防心血管疾病。

长期吸烟、酗酒者

流行病学调查显示，长期过量饮酒（每日饮白酒≥100ml），尤其是贪杯易醉者，除了患有高血压病之外，极容易合并肥胖症、高血脂和高血糖。饮酒多者高血压患病率的升高，与饮酒量呈正比关系。近年来的研究还表明，长期大量吸烟可使心率增快，血压增高。吸烟是高血压、冠心病最直接的危险因素，其引起冠心病和高血压的机理是，吸烟可加速动脉粥样硬化，引起血压升高。据检测结果显示，吸两支烟15min后，体内的肾上腺素和去甲肾上腺素的分泌增加，心跳随之加快，无论收缩压还是舒张压均升高。吸烟者易患恶性高血压，易并发脑血管疾病，极易死于蛛网膜下腔出血。所以，在防治高血压的过程中，一定要注意戒烟限酒。

超重和肥胖者

体重与血压有相关性，呈正比。随着体重指数（BMI）的增加，收缩压和舒张压水平也较高。肥胖者的高血压患病率高，肥胖持续时间越长，尤其是女性，发生高血压的危险性越大。而控制饮食和增加运动使体重降低时，使血容量、心排血量和交感神经活动下降，血压也随之降低。有关资料显示，超重、肥胖者高血压患病率较体重正常者要高3～4倍。前瞻性研究证明，在一定时期内体重增长快的个体，其血压增长也较快。肥胖不但可以引起高血压，也易导致糖尿病、冠心病、高血脂、胆囊炎、关节炎等诸多全身性疾病。减轻体重的有效方法并不是节食，而是坚持长期的有氧运动，适当控制饮食。

精神紧张者

人在紧张、愤怒、惊恐、压抑、焦虑、烦躁等状态下血压会升高，同时心血管病风险也相对增加。这是因为，人的情绪变化会引起大脑皮层兴奋抑制平衡失调，交感神经活动增强，血管收缩，血压升高。情绪变化也会引起神经内分泌功能失调，诱发心律失常。对于有心血管病史者，心理压力增加会使病情复发或恶化。有研究显示，精神紧张者患高血压的风险是正常人群的1.18～1.55倍。

长期打鼾者

有研究显示，有95%的高血压患者都是属于原发性的，但却找不到血压升高的原因。经过研究睡眠结构，尤其是阻塞型睡眠呼吸暂停综合征（OSAS）与夜间血压的相互关系，OSAS对血压的影响非常大，长期的阻塞型睡眠呼吸紊乱会使高血压的发病率与死亡率都增高。因为OSAS患者在睡眠中，呼吸暂停的症状反复发生，睡眠时的低氧血症就会加重，低氧血症通过化学和机械作用增加了交感神经的张力，从而血压就会不断升高，而且，呼吸暂停还会使胸腔的负压力增加，静脉回流也增加，以及被憋气感惊醒后都会使血压升高。呼吸暂停时交感神经活性明显增高，外周血管收缩致使血压同步增高。另外，阻塞性睡眠呼吸暂停患者的血和尿中的儿茶酚胺浓度也很高，这些都是引起高血压的主要原因。

生活习惯不良者

包括生活懒散，缺少运动的人；晚间不睡，早晨不起的人；经常熬夜、通宵无节制娱乐者；经常失眠的人；走路快、吃饭快、说话快且嗓门高的人；喜欢钻牛角尖的人；脾气暴躁，所谓的“皮球性格”的人；长期闷闷不乐，不喜欢与人交往的人；爱生气，喜欢斤斤计较的人；不喜欢外出，不懂劳逸结合的人；不爱运动，长期驾驶机动车的人；总爱瞻前顾后、反复思虑又难以下定决心的人等，都是容易罹患高血压的人群。

寒冷地区的人易患高血压

地理分布的差异对血压也有不同的影响。高纬度（寒冷）地区高血压患病率高于低纬度（温暖）地区；高海拔地区高于低海拔地区。即使是同一类人群也存在季节的差异，在冬季更容易患高血压病。流行病学资料表明，冬季心脑血管病发病率较高，血压正常者冬季血压最高，高血压患者冬季血压变化幅度则更大。因为寒冷暴露可通过激活人体的交感神经系统及肾素血管紧张素系统使血压增高，该调控涉及中枢、外周神经系统及体液系统，并最终引起肢端末梢血管和皮肤血管收缩、心率加快、心输出量增加，使血压上升。

口服避孕药的妇女

服用避孕药的妇女们也容易患有高血压，其血压的升高、患病率、病情程度与服药的时间长短有关。35岁以上的妇女在服用避孕药后更容易出现血压升高，但是这种升高是可以逆转的，在停用避孕药后半年左右血压可以恢复到正常水平。

高血压的诊断流程

各种检查一方面是对高血压病进行鉴别诊断，另外一方面有助于发现相关的危险因素和靶器官损害，用以对高血压进行危险分层。除了测血压外，常规的检查还包括尿常规、血红蛋白及红细胞比容、血糖水平、心电图等。

血压

两侧上肢的血压都要量，经对比核实后，取较高侧的数值。一般情况下，两侧上肢相对应的收缩压和舒张压可以不一致，但相差不能太多，不超过20mmHg。

如果两侧的最高血压的差值大于20mmHg，有可能是提示血压较低的一侧有肱动脉以上的大血管狭窄。

血尿常规

这是在医院常见的检查，对于高血压病的意义就是，如果出现贫血、血尿或蛋白尿等，应考虑为肾性高血压。比如肾动脉狭窄等原因，或者是由于有高血压病而导致了严重的肾功能损伤。

全血生化检查

全血生化检查，如血钾、血钠、肝肾功能、血糖、血脂等。这些指标都利于医生对患者病情的判断和降压药的合理选择，血钾低有继发性高血压的可能；肝肾功能的检查有利于医生选择降压药物；血糖血脂的检测可以了解患者是否存在心脑血管疾病的一些危险因素。

心电图和超声心动图检查

这项检查有利于了解患者是否有高血压病所致的心肌肥厚、心律失常或心肌缺血。这一项对于平素感觉有胸闷、气短等心脏不适感的高血压患者尤为重要。

X线及其他检查

X线及其他检查（如果有条件，可以行血管造影、CT检查定位诊断）可以判断有无主动脉扩张、延长或缩窄。

眼科检查

用检眼镜观察眼底视网膜病变。视网膜动脉的变化可以反映高血压外周小动脉的病变程度，外周小动脉硬化程度越重、心脏的负荷越重。

临床上根据眼底病变的病情严重程度分为4个等级。1级：一切正常；2级：视网膜的毛细血管轻微变窄，无硬化现象，偶尔会出现血管痉挛；3级：眼底有动脉硬化，出现眼底出血、絮状渗出；4级：在3级病变的基础上，又出现了视盘水肿。

体格检查

判断患者有无颈部血管杂音、颈静脉怒张或甲状腺肿大，腹部有无血管杂音、腹主动脉瘤及异常肿块、周围动脉搏动等，有利于排除继发性高血压及判断高血压对靶器官损害的程度。

血糖检查

这一点很重要，特别是患有原发性高血压患者的血糖水平和血浆胰岛素水平也大多比正常人高。

这是因为机体有自我调节的功能，它为了维持一个较正常的血糖水平，会使其胰岛β细胞的分泌要比正常机体多几倍甚至十几倍的胰岛素来降低血糖，这便造成了高胰岛素血症。

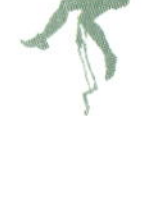

久而久之，血糖升高，血的甘油三酯升高，高密度脂蛋白降低，血浆纤维蛋白原升高，血尿酸升高，最后胰岛素的功能逐渐减弱以致衰竭，从而出现了糖尿病。所以，高血压患者定期检查血糖水平很重要，以防病情恶化而并发冠心病、脑卒中等更加严重的情况。

特殊检查

高血压患者如果排除了原发性高血压之后，疑为继发性高血压，那么还应进行一些必要的特殊检查。

比如，若是怀疑原发性醛固酮增多症，要测定醛固酮水平，测定血浆肾素活性，还可以做放射性碘化胆固醇肾上腺照相或扫描、B超、肾上腺CT、肾上腺核磁共振显像及肾上腺静脉造影。

若是怀疑嗜铬细胞瘤，首选要测定血尿儿茶酚胺及其代谢产物，必要时还可以做B超、CT扫描、核磁共振显像、间碘苄胍闪烁扫描及经静脉导管检查。

如果是怀疑皮质醇增多症，要测定血、尿皮质醇及尿17-羟皮质类固醇，小剂量地塞米松抑制试验等。

以上这些检查并不是每项必做，要根据患者的实际情况来进行选择。无论原发性的高血压还是继发性的高血压，都要降压治疗。无论一般检查还是特殊检查，都是为了选择合适的降压药。

影响高血压病的预后因素

影响因素	具体事项
心血管危险因素	男性>55岁，女性>65岁
	高血压（1~3级）
	吸烟
	糖耐量受损
	血脂异常
	血清总胆固醇（TC）[>5.7mmol/L（220mg/dl）]
	低密度脂蛋白胆固醇（LDL-C）[>3.3mmol/L（130mg/dl）]
	高密度脂蛋白胆固醇（HDL-C）[>1.0mmol/L（40mg/dl）]
	早发心血管病家族史（一级亲属发病年龄男性<55岁，女性<65岁）
	腹型肥胖（腰围：男性≥90cm，女性≥85cm）
	肥胖（BMI≥28kg/m^2）
	血同型半胱氨酸升高（≥10μmol/L）
靶器官损害	左心室肥厚
	心电图（Sokolow-lyon>38mm或Cornell>2440mm•ms）
	超声心电图（LVMI）（男≥125g/m^2，女≥120g/m^2）
	颈动脉超声（IMT）（≥0.9mm或动脉粥样斑块）
	颈股动脉脉搏波速度（≥12m/s）
	踝/臂血压指数（<0.9）
	肾小球滤过率估计值（eGFR）降低（eGFR<60ml/min per 1.73m^2）
	血清肌酐轻度升高（男性115~113μmol/L，女性107~124μmol/L）
	微量尿蛋白（30~300mg/24h）
	白蛋白/肌酐比（30mg/g）
伴临床疾患	脑血管病：脑出血、缺血性脑卒中
	心脏疾病：心肌梗死史、心绞痛、慢性心力衰竭
	肾脏疾病：糖尿病肾病、肾功能受损
	视网膜病变：出血或渗出、视神经乳头水肿
	外周血管疾病
	糖尿病

高血压并发症的危害

高血压既是一种疾病，也是一种症状。它可以独立发病，引起一系列并发症，也可以由一些其他疾病所引发。高血压病患者由于动脉压的持续性升高，引发全身的小动脉发生粥样硬化，影响了组织器官的血液供应，造成全身各个重要组织、器官的严重损害，其中以心、脑、肾的损害最为严重。严重时会发生脑卒中、心肌梗死、心力衰竭、肾衰竭、主动脉夹层等危及生命的临床并发症。临床上年纪轻轻因为高血压并发症早逝的屡见不鲜。对于那些丧失劳动能力的患者，需要家庭成员长期伺候，令整个家庭背上沉重负担。

高血压的危险分层

危险因素	正常血压	正常高值血压	1级高血压	2级高血压	3级高血压
无其他危险因素	平均危险	平均危险	危险低度增加	危险中度增加	危险高度增加
1~2个危险因素	危险低度增加	危险低度增加	危险中度增加	危险中度增加	危险极度增加
≥3个危险因素，代谢综合征，亚临床器官损害或糖尿病	危险中度增加	危险高度增加	危险高度增加	危险高度增加	危险极度增加
明确的心血管疾病或肾脏疾病	危险极度增加	危险极度增加	危险极度增加	危险极度增加	危险极度增加

高血压并发症的特点

由高血压所引起的并发症有三大特点：患病率高、致残率高、致死率高。轻者致残，如脑出血引起偏瘫长期卧床，急性期住院费至少上万元，出院后每年医药费至少数千元。病情严重者致人死亡。

脑血管意外，高血压最常见的并发症

脑血管意外亦称脑卒中、卒中，从古至今其病死率、致残率就一直居高不下。这种疾病来势凶猛，死亡率极高，即使留有生命，也大多数致残，生存质量极差，是急性脑血管病中最凶猛的一种。

脑卒中可分为脑溢血和脑血栓形成两种。脑溢血多发生在情绪激动、过量饮酒、过度劳累后，因血压突然升高导致脑血管破裂。脑溢血多发生在白天活动时，发病前少数人有头晕、头痛、鼻出血和眼结膜出血等先兆症状，血压较高。高血压患者的血压升得越高，脑卒中的发生率就越高。这是因为，高血压患者大多数都有动脉粥样硬化的病理基础存在。随着疾病的发展，动脉粥样硬化的程度加深，当达到一定程度时，如果再遇到一些意外，诸如激动、气愤、剧烈运动或过度的兴奋刺激等，使血压短时间内急骤升高，脑血管容易破裂出血，血液便溢入血管周围的脑组织。此时，患者的通常表现是立即昏迷，跌倒在地，所以俗称脑卒中。因此，凡高血压病患者在过度用力、愤怒、情绪激动的诱因下，出现头晕、头痛、恶心、麻木、乏力等症状时，一定要多加小心，要高度怀疑脑卒中的可能性。出现这种情况，应立即将患者送往医院检查。如果患者是独处，一定要立即拨打急救电话，为治疗赢得时间，不要自己去医院，或者干脆置之不理。

心脏损害，从左心室肥厚到心力衰竭

高血压病对心脏的损害主要表现在可引起左心室肥厚、高血压性心脏病、心力衰竭、心肌梗死等。长期的血压升高是动脉血管紧缩所造成的。血管的内径缩小、弹性减退，心脏要花上比正常多几倍的力量才能将血液输送到必须要到达的部位。心脏过度劳累，会使心肌细胞增大增粗，加厚了的心脏肌肉又会进一步增加心脏的负担。由于心脏通向全身血管的最后出口处是在左边的心室，所以左心室承受的压力最大，高血压所影响的心脏结构变化的主要表现就是左心室肥厚。

当高血压患者并发左心室肥厚时，即形成高血压性心脏病（简称“冠心病”）。该病最终可以导致心力衰竭。血压变化还可以引起心肌供氧量和需氧量之间的平衡失调。当患者的血压持续升高时，心肌耗氧量也随之增加，此时患者如果合并有冠状动脉粥样硬化，冠状动脉的血流储备功能就会降低，心肌供氧减少，会出现心绞痛。流向心脏的氧气和营养成分也越来越不足，导致心肌营养障碍，容易发生心肌梗死。

由于心肌肥厚、缺血和纤维化，左心室肥厚患者容易发生室性心律失常，甚至猝死。心房颤动是高血压患者常见的一种心律失常，心房颤动易在左心房形成血栓，血栓脱落，随血液流动，阻塞血管，如果阻塞脑动脉则引起脑卒中。

肾功能衰竭，高血压与肾脏损害可相互影响

肾脏在人体内也是调节血压的重要脏器。它对血压的控制通过几个途径来实现：当血压升高时，肾脏排出体内多余的钠盐和水分，从而降低血容量，使血压逐渐恢复到正常。相反，当血压降低的时候，肾脏就

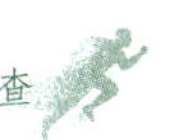

会减少对钠盐和水分的排出，从而相对地增加了血容量，使血压回升到正常的水平。

另外，肾脏也通过分泌一种称为肾素的酶来升高血压，肾素触发并产生一种叫作血管紧张素的激素，血管紧张素又触发释放一种称为醛固酮的激素，醛固酮就可以导致体内的水和钠盐潴留。这就是肾素—血管紧张素—醛固酮系统对血压的调节。由于肾脏在血压的控制中有重要作用，许多肾脏疾病和肾脏功能异常都可以导致高血压病，同样道理，高血压也会引起肾脏疾病或功能障碍。

高血压与肾脏损害可相互影响，形成恶性循环。肾动脉硬化和肾功能衰竭就是比较常见的高血压并发症，其发病机理是：高血压使血管内血液对血管壁的压力增高，血液中的蛋白漏出，蛋白一旦漏出会破坏肾脏的滤过系统，时间一长，对肾小球造成的破坏便难以逆转，肾脏会代偿性地增大，直至提前衰竭。急剧发展的高血压可引起广泛的肾小动脉弥漫性病变，导致恶性肾小动脉硬化，从而迅速发展为尿毒症。

主动脉夹层动脉瘤，不是肿瘤但比肿瘤还可怕

在高血压引起的各类并发症中，较少出现但是较为严重的并发症是主动脉夹层动脉瘤。主动脉夹层动脉瘤并非一种生长在主动脉上的“肿瘤”，它虽然拥有“瘤”的头衔，但与肿瘤有天壤之别。引起主动脉夹层动脉瘤的主要原因是高血压，病理基础是动脉内膜在受到某些病理因素的破坏后，动脉中膜的薄弱。主动脉壁在受到某些高速、高压的血流冲击后，将其内膜和外膜分离，从而形成夹层，并导致破裂口附近主动脉的外膜扩张而形成动脉瘤。

同时，高血压也会促使老年人的主动脉中膜发生退行性改变，使其弹力纤维减少、断裂及平滑肌细胞减少等。这就加剧了中膜的变薄变弱，动脉壁各层间的粘合力降低，更成了夹层动脉瘤的易患因素。外膜随时可能撕裂，导致动脉瘤破裂，血液进入心包或胸膜腔，患者就会迅速死亡。作为动脉的异常扩张，夹层动脉瘤既非恶性肿瘤，也非良性肿瘤，但它破裂致死的快速和凶险程度，是任何肿瘤都难以比拟的。其起病非常突然，常常没什么先兆，会出现突发的心前区、胸背部、腰背部或腹部剧烈疼痛。

疼痛常在做某些突发动作时出现，如提重物、奔跑及异常激动时，甚至连一些日常的动作如打喷嚏、咳嗽、用力排便等动作也可诱发。疼痛的感觉如刀割或撕裂样，从胸骨后或胸背部沿主动脉向远端放射。患者常常表现为烦躁不安，有濒死感，大汗淋漓，甚至因疼痛而昏厥，伴有主动脉分支堵塞的现象。这时，患者两上肢的血压及脉搏有明显差别，未受堵塞的动脉血压升高，另一侧从颈动脉到股动脉的脉搏均消失或下肢暂时性瘫痪或偏瘫。一些常规检查可提早发现主动脉夹层动脉瘤，如做胸部X线检查可见主动脉明显增宽；超声心动图或磁共振断层显像检查可直接显示主动脉的夹层或范围，甚至可发现破口；主动脉造影也可确立诊断。

临床上这种疾病常常会被失治或误治，如当患者出现胸痛时，临床医生没有把它当回事，轻描淡写地述说症状或简单当作心绞痛来处理，没有做相关检查；或者有些患者不配合医生做相关检查，以为医生小题大做，等到发病时再诊治，已错过治疗时机，危及生命。

有调查表明，约70%的主动脉夹层患者有高血压史，远端主动脉夹层合并高血压更为常见。在患有主动脉夹层动脉瘤的患者中，有90%的人在急性发作（内膜撕裂）时，如能侥幸存活下来，胸背痛可在几天后逐渐消失或转为隐痛。随着现在的高血压患者越来越年轻化，一些控制不佳、血压不稳定和年轻的高血压患者，更易发生此病。如果高血压患者出现剧烈的胸、腹、背部疼痛的情况，一定要及时到医院做相关检查，不可懈怠，要对自己的健康负责。

脑部、视力、四肢也会受波及

高血压患者还容易引发高血压脑病。由于过高的血压超过了脑血流可以自动调节的范围，在脑组织中血流灌注过多，引起脑组织的水肿。临床的一些表现以脑病的症状和体征为主，可出现弥漫性的严重的头痛、剧烈的恶心呕吐、眩晕、心悸、意识障碍、神经错乱甚至昏迷，局部或全身的抽搐。

此外，当高血压突然发作或停服降压药时，小动脉突然发生强烈的痉挛，影响了重要脏器的血液供应，会出现头痛、烦躁、胸闷、气急或视力模糊等严重症状。当高血压合并下肢动脉粥样硬化时，可造成下肢疼痛、跛行，给患者的行走带来障碍。

高血压的危害以及常见的并发症

心脏	左心室肥厚、冠心病、心脏扩大、心力衰竭
大脑	脑卒中、一过性脑缺血
肾脏	肾小动脉硬化、肾萎缩、肾功能不全
血管	动脉粥样硬化
眼睛	眼底出血、失明

高血压的治疗目标

从表面上看，对高血压患者的治疗目的是将血压降低到正常范围内，但并非最终目的。治疗高血压的主要目的是最大限度地降低其心血管病的死亡率和病残率，并减少其他并发症的发生。

血压达标的标准

如果患者被确诊为高血压，明确自己的目标血压将对后续的治疗和控制很有帮助。根据中国高血压联盟、国家心血管病中心等机构编写的《中国高血压患者教育指南2013年》，一般患者，在能耐受的情况下，应逐步把血压控制到国际公认的降压标准，也就是＜140/90mmHg，这是保证降压获益的根本。65岁以上的老年患者，降压目标为＜150/90mmHg，如能耐受可进一步降低。严重冠状动脉狭窄或高龄老年患者更应根据个人的耐受性谨慎地逐步降压，舒张压一般不宜低于60～70mmHg。如果同时患有糖尿病、肾病或其他的心血管疾病，那么降压目标应＜140/90mmHg。这是因为，高血压对伴有这些疾病的患者更容易造成损害。大量研究表明，经降压治疗后，血压降得越低，患这些并发症的危险亦降低得越多。

血压达标的标准

在强调血压达标的同时，要避免血压下降速度太快以及降得过低，以免引起心脑肾等重要脏器灌注不足而导致缺血事件。一般患者应经过4～12周的治疗使血压达标，老年患者、冠状动脉或双侧颈动脉严重狭窄及耐受性差的患者，达标时间应适当延长。只要患者根据自己的实际情况，找到了适合自己的降压目标，并且维持在这个水平，高血压就会得到很好的控制，心脑血管意外事件的发生率也会明显减少，生存质量就会有很大的提升。

血压达标的标准（单位：mmHg）

不同群体	2010年标准	2013年标准
一般患者	<140/90	<140/90
伴肾脏病、糖尿病、冠心病	<130/80	<140/90
65岁以上老人	<150/90	<150/90

原发性高血压需要终身治疗

高血压患者中，除了少部分的继发性高血压患者去除病因后血压能有效降低甚至恢复正常外，90%以上的患者是原发性高血压。原发性高血压是很难彻底治愈的，但是能得到非常有效的控制。原发性高血压的治疗措施和病程是终生的，通常需要包括饮食、运动和药物的联合治疗，才能取得较好的效果。

在治疗高血压的过程中，大多数患者需要服用一种或几种降压药物，以帮助达到目标血压。使用药物时要严格注意服药时间、服用剂量以及服用的药物种类，既不要漏服也不要加服。更不能道听途说地自行买药，别人吃的药对别人有效，并不一定就适合你吃！也不要自作主张地吃吃停停，要听从正规医生的建议。

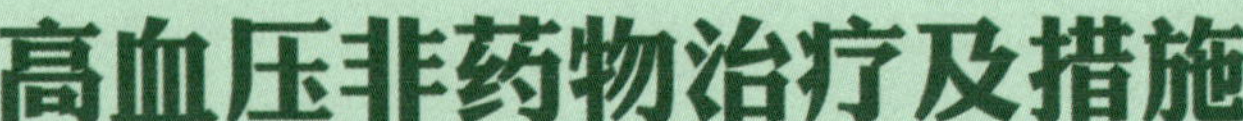

高血压非药物治疗及措施

高血压患者自己应该采取一些更健康的生活方式来巩固治疗的成果，这些生活方式包括：保持健康范围内的体重、积极参加有氧运动、执行健康的饮食计划、合理膳食，保证营养充足，减少钠盐的摄入、饮酒要有节制有选择、竭尽全力地彻底戒烟等。

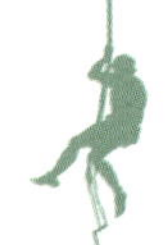

高血压非药物治疗措施

内容	目标	措施	血压下降范围
减少钠盐摄入	每人每日食盐量<6g	少吃腌制、卤制食品，做饭少放盐 做饭的时候尽量用限盐勺称量 调味的时候用替代品，如代用盐、食醋等	2～8mmHg
体育运动	中等强度，每周3～5次，每次持续30min左右	形式可以根据自己爱好灵活掌握，运动时要量力而行，循序渐进，过则无益	4～9mmHg
合理膳食	营养均衡	限制食用油脂，每日<25g；少吃或不吃肥肉及动物内脏；多吃蔬菜、水果；每周可吃蛋类5个；适量豆制品或鱼类、奶类，每日250g	
控制体重	BMI<24，腰围：男性<90cm，女性<85cm	减少食物摄入总量 增加足够的活动量 过于肥胖者要进行药物辅助治疗	5～20mmHg
戒烟	戒烟，避免被动吸烟	彻底戒除，拒绝二手烟	
限制饮酒	每天白酒<50ml或葡萄酒<100ml或啤酒<300ml	过量饮酒易患高血压，酗酒者要逐渐减量，酒瘾严重者，可借助药物戒酒	2～4mmHg

资料来源：中国高血压防治指南修订委员会《中国高血压防治指南2010》。

高血压的常规用药

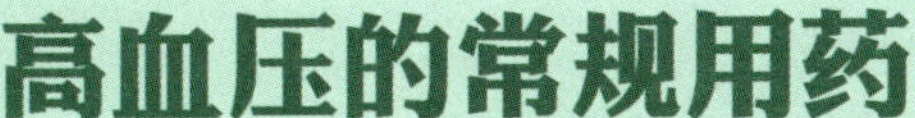

目前，市场上常用的降压药有利尿剂、β受体阻滞剂、血管紧张素转化酶抑制剂（ACEI）、钙离子拮抗剂、血管紧张素Ⅱ受体拮抗剂（ARB类）以及单片复方制剂（SPC），均可用于高血压初始和维持治疗，但各有其特点和适应证。

高血压患者的用药禁忌

血管紧张素Ⅱ受体拮抗剂对心、脑、肾等器官具有明显的保护作用，对于伴左心室肥厚及心肌梗死后的患者尤为适合，但严重的高血压患者及孕妇禁服。当一种药物不能有效地降低血压时，临床医生会考虑用两种或两种以上的药物联合起来，以达到理想的降压效果。如果某种药物或联合用药未能如期使血压降低，专业医生将会检查患者是否正确服药。如果患者服药的时间和剂量都是正确的话，那么医生将会给患者更换作用机制不同的其他药物。有时也会根据患者的实际情况在选择降压药的同时，干预所有可逆的危险因素，如高血脂、高胆固醇血症等，并及时处理并存的其他疾病。

西药降压的效果

选用西药降压要根据患者的年龄、体重、病程、病情、心脑肾的状况、有无并发症等具体情况综合考虑，用药尽量因人因病而异。用药时间

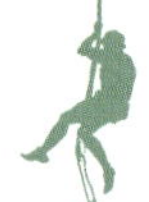

应符合实际情况，做到有的放矢，才能事半功倍，取得良好的效果，这也就是利用西药来进行“辨证论治”。对于中、重度的高血压患者，无论有无并发症都要首选药物来进行治疗。

选择抗高血压药的原则
（世界卫生组织/国际高血压联盟，1999年）

药物分类	强适应证	可能适应证	禁忌证	可能禁忌证
利尿剂	心力衰竭 老年患者 收缩期高血压	糖尿病	痛风	血脂异常 性功能旺盛
β阻滞剂	心绞痛 心肌梗死后 快速心律失常	心力衰竭 妊娠糖尿病	哮喘 阻塞性肺炎 心脏传导阻滞（2度或3度房室传导阻滞）	血脂异常 体力充沛者 周围血管疾病
ACE抑制剂	心力衰竭 左室功能异常 心肌梗死后 糖尿病肾病		妊娠 高钾血症	双肾动脉狭窄
钙拮抗剂	心绞痛 老年患者 收缩期高血压	周围血管疾病	心脏传导阻滞（2或3度房室传导阻滞者绝对禁用维拉帕米或硫氮卓酮）	心力衰竭（维拉帕米或硫氮卓酮要谨慎使用）
α-阻滞剂	前列腺肥大	耐糖量异常 血脂异常		直立性低血压
AII-拮抗剂	ACEI引起咳嗽	心力衰竭	妊娠 双肾动脉狭窄 高钾血症	

常见降压药物的种类及特点

降压药种类	适应证	不良反应	常见药品
非二氢吡啶类	心绞痛、颈动脉粥样硬化、室上性心动过速	不良反应有房室传导阻滞，心功能抑制 Ⅱ-Ⅲ度房室传导阻滞充血性心力衰竭禁用	维拉帕米、维拉帕米缓释片、地尔硫卓
血管紧张素转化酶抑制剂（ACEI）	充血性心力衰竭、心肌梗死后、左室肥厚、左室功能不全、心房颤动预防、颈动脉粥样硬化、代谢综合征、非糖尿病肾病、糖尿病肾病、蛋白尿/微量白蛋白尿	不良反应有咳嗽，血钾升高，血管性水肿，服用ACEI应定期复查血钾、肌酐 妊娠妇女、高血钾、双侧肾动脉狭者禁用	卡托普利、依那普利、雷米普利、赖诺普利、福辛普利、贝那普利、培哚普利
血管紧张素Ⅱ受体拮抗剂（ARB类）	糖尿病肾病、蛋白尿/微量白蛋白尿、冠心病、心力衰竭、左室肥厚、心房颤动预防、ACEI引起咳嗽者、代谢综合征	不良反应有血钾升高，血管性水肿（罕见） 妊娠妇女、高血钾、双侧肾动脉狭者禁用	氯沙坦、伊贝沙坦、替米沙坦、坎地沙坦、奥美沙坦
单片复方制剂（SPC）	高血压的治疗原则是运用最小的有效剂量获得最佳临床疗效，并将不良反应降到最低，单药治疗高血压不能达标在临床较为常见，此时选择两种及以上药物的联合治疗方案成为首选，相比而言，单片复方制剂拥有可降低药物用量、减少不良反应、保护靶器官及提升依从性等优点	有的药物会出现消化性溃疡、咳嗽、头痛、血管神经性水肿、血钾异常等	复方利舍平氨苯蝶啶片、复方利舍平片、珍菊降压片、氯沙坦钾/氢氯噻嗪等

注：降压药使用方法详见官方批准的有关药物的说明书。

降血压可用阶梯用药法

治疗高血压病的药物种类很多，怎样用药能达到最佳的治疗效果，这是医生和患者共同关注的问题。用药物进行降压治疗，目前多趋向于作用持久的长效制剂，这类药物的服用次数较少，持续时间较长，易于维持较平稳的血药浓度。患者服用方便，临床效果也较好。

阶梯用药法

经医生们多年的临床实践总结，可采用“阶梯用药法”。虽然对于降血压的用药法，目前在医疗界并未达成共识，有人对此持有异议，但是这样循序渐进的用药方法仍然值得推荐。

在治疗之前，医生要根据患者的病情和药物的特点进行综合考虑，然后有计划、有步骤地对所用药物进行调整，予以调换或增减剂量，或者调整服药时间。这样做的优点，就是能利用各类药物自身的特性，结合患者个体的各种反应，扬长避短，以提高疗效。

第一阶梯为单独用药阶段

单独用药可采用钙离子拮抗剂、利尿剂、β受体阻滞剂、血管紧张素转换酶抑制剂（ACEI类）、血管紧张素Ⅱ受体拮抗剂（ARB类）这五类降压药中的任意一种。

利尿剂常用氢氯噻嗪或呋塞米，β受体阻滞剂常用美托洛尔，钙离子拮抗剂常用硝苯地平、尼群地平、硝苯地平，血管紧张素转换酶抑制剂常用卡托普利、依那普利，血管紧张素Ⅱ受体拮抗剂常用的是氯沙坦、替米沙坦。

近年来多选用钙离子拮抗剂作为降压的首选用药，尤其对伴有冠心病心绞痛的患者尤为适宜，此类药可扩张外周血管，减轻心脏负担，但不收缩肾血管，不影响肾的血流量，对血脂、血糖等其他因素也无不利影响，对患有房室传导阻滞、心动过缓的患者也很安全。

最近的研究表明，血管紧张素转换酶抑制剂，如洛丁新（贝那普利）、开搏通（卡托普利）等可以减缓由于高血压所引起的肾脏损害，减少了尿蛋白，保护肾脏，并能改善糖耐量，对高血压伴有肾损害，或合并有糖尿病的患者尤为适宜。近年来以硝苯地平为代表的钙离子拮抗剂也有很大发展。

第二阶梯为两药联合应用阶段

利尿剂加上第一阶段另外的四种类型的药中的任意一种，或增加首选药物的剂量。

近年来，血管紧张素转换酶抑制剂（ACEI类）的应用也较为广泛，其对心功能欠佳者效果更好，因其对心脏有保护作用，对血压过高者，与钙离子拮抗剂合用，其治疗效果更佳。

研究发现，硝苯地平与卡托普利有逆转高血压引起的左心室肥厚的作用，故特别适合高血压合并心室肥厚的患者，并适用于糖尿病肾病。双氢克尿噻与卡托普利合用，可能有助于减轻左心室肥厚。

一般常见的两种联合用药还有钙离子拮抗剂与血管紧张素Ⅱ受体拮抗剂、钙离子拮抗剂与β-受体阻滞剂、血管紧张素转换酶抑制剂与β-受体阻滞剂合用等，也都是临床常见的联合用药。β-受体阻滞剂如果与利尿剂长期合用，可引起血糖和血脂紊乱。

第三阶梯为三药的联合使用阶段

在两药联合使用基础上再加另三类药中的任意一种。

临床上常用的是联合应用几种降压药物治疗，其优点有很多：几种药物的协同作用可以提高临床疗效；几种药物共同发挥作用，可减少单个药物的单用剂量；联合用药还可以减少每种药物的不良反应，或者使药物的一些不良反应互相抵消；使血压下降较为平稳，避免血压下降得过快、过猛而带来的诸多不良影响。

最常用的三药联合是利尿剂、血管紧张素转换酶抑制剂与钙离子拮抗剂联合用；钙离子拮抗剂、利尿剂与α受体阻滞剂合用等。这些常用三药组合里多数有利尿剂，是因为利尿剂既可增强多种降压药疗效，在较短的时间内迅速起效、减轻危险性，又可减轻浮肿所引起的不良反应。

阶梯式的降压用药法注意要点

实行以上这种阶梯式的降压用药法，绝大多数患者的高血压都能得到满意的效果。

具体使用时应注意，先从第一阶梯开始，尽可能用最小的有效剂量达到降压的目的，并最大可能地减少不良反应，密切观察血压变化情况，如果血压不降，每隔一个月左右的时间，可逐步升级。

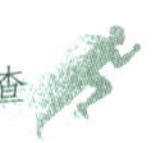

待血压下降到基本正常的水平，并且保持在半年以上的，还可以逐步“下阶梯”，就是逐步减少用药的品种、剂量，同时应保持血压状态的稳定，继续采用非药物疗法，这样就能用较少的药物、较小的安全剂量使血压稳定在基本正常水平。

常见慢性病患者选择降压药禁忌

患病类型	选药禁忌
糖尿病	不宜选用双氢克尿噻、双氮嗪及二氮嗪，这些药物可导致血糖升高
抑郁症	不宜选用利舍平、降压灵、甲基多巴，此类药物具有抑制中枢神经、加重抑郁症的作用
胃十二指肠溃疡	不宜选用利舍平和降压灵，这两种药能促进胃酸分泌，可使溃疡加重
心力衰竭、支气管哮喘	不宜选用普萘洛尔(心得安)，此药能抑制心肌、引起支气管收缩
严重动脉硬化	不宜选用胍乙啶，以免引起患者血压骤降，导致心脑肾缺血
高脂血症	不宜选用双氢克尿噻、普萘洛尔等药物，这些药物会影响血脂代谢
痛风	不宜选用利尿剂，这类药物会使血中尿酸增高

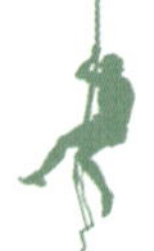

高血压用药“十大禁忌”

高血压患者一定要对自己的病情有明确的认识，早发现，早治疗。如果对疾病的发生发展不了解，就要向专业的医护人员咨询。最明智的做法是，在医生指导下进行治疗，应按病情轻重和个体差异分级治疗。同时，患者自己也应增强保健意识，增加医药知识，以便配合医生，科学合理用药，提高降压疗效。

患者对高血压的认识不足

在高血压发病初期，有的患者因为没有出现不良症状就对此满不在乎，不以为然。更有甚者即使在确诊患上了高血压病以后，也因为没有任何的不适症状，对于医生的警告置若罔闻，还暗地讥笑医务人员危言耸听，或是认定医生开出的药方别有用心。

与上述漠然置之的情况相反，有的患者被确诊为高血压后，便异常紧张，滥用药物。日常一旦听别人说哪一种降压药好后，便匆匆忙忙到药店购买回家服用。根本不管是否适合自身情况，会不会带来不良反应等。

以上这两种极端情况都会造成血压难以控制，让本来经过一些治疗就会取得良好效果的简单事情变得复杂起来，可能导致病情不断恶化。

服药忌“三天打鱼，两天晒网”

俗话说“病来如山倒，病去如抽丝”，高血压是一种慢性病，这种病一旦患上，需长期服药，大多数患者是需要终生服药的。

在治疗高血压的过程中，患者最容易犯的一个错误就是，在血压得到满意控制并持续稳定了一个阶段后，就停止服药，或者自作主张减少药物品种、减少剂量。

过了一段时期后，血压又升上来了，再继续按以前的剂量服用，降下来了后再停服或少服。这样断断续续，不按时按量服药，会导致血压不断地升升降降，忽高忽低，也最容易引发心脑血管意外。特别是对于一些老年患者来说，更是如此。

长期坚持服用降压药的患者如果突然停药，会引起血压反跳及一系列反应，在临床上称为“降血压停药综合征”。

主要表现为血压突然升高、头昏、头痛、乏力、出冷汗等症状，有些患者还可能因为血压骤升并发心血管痉挛、心肌梗死或脑血管意外而危及生命。这是因为，长期服用部分降压药，机体会对其产生依赖性，一旦突然停药就出现了血压骤升的反跳现象。

研究表明，血压异常波动对人体带来的危害，比持续性的高血压所带来的危害还要大。正确的做法是，根据自己的实际情况，在医生的指导下，逐渐减少用药的剂量和应用品种，然后长期服药使血压维持在理想水平。

选择基础降压药要将安全有效放首位

服用降压药是血压下降的关键，高血压患者离不开降压药，所以选择适合自己的降压药就非常重要。一定要选用降压作用比较温和、缓慢、持久、不良反应少、患者易于掌握、使用方便的口服降压药，作为最常用的基础降压药，将安全有效放在第一位。

除了安全有效外，还应该遵循以下原则：尽量选择有利于改善代谢障碍的药物；尽可能地保护靶器官不受损害，有效减少高血压并发症的发生；如果还伴有全身的其他疾病，应选择适用于配合其他疾病的治疗的降压药，并减少不良反应的发生。

长效降压药要发挥稳定的降压作用一般需要1～2周。有的患者要求快速控制血压，用药仅几天，血压下降不明显就开始抱怨药物效果不理想，要求医生加药或频繁换药。这些做法都是不明智的。

服用降压药应从小剂量开始服用

服用降压药一般都从小剂量开始，逐渐增加剂量，达到理想的目标血压后，可改用维持量以巩固疗效，尽可能用最小的维持量以减少不良反应。在用药过程中，原则上一般先用单一药物，这种药物要求单用时的降压效果好，而且不增加心、脑血管的并发症。通常首选钙离子拮抗剂或血管紧张素转换酶抑制剂（ACEI类）。

刚开始用药时，应密切观察降压的效果，观察药物的用量是否合适，不可因为仅服用几天，降压效果不佳而盲目地换另一种或者加用另一种降压药。尤其对老年人来讲，不可盲目地加大用药剂量，因为剂量过大会明显增加不良反应。有些心急的高血压患者一旦发现患有高血压病，恨不得马上就把血压降下来，随心所欲地加大药物剂量，很容易发生意外。

一般情况下，降压药的降压效果短期内使血压的降低幅度最好不超过原血压的20%，血压降得太快或过低都会发生头晕、乏力，重的还可导致缺血性脑卒中和心肌梗死。

口服降压药并不是几天之内就能降到满意水平，通常在2周或更长时间内逐步将血压控制在允许的范围内。以上情况适用一般的良性高血压病，对于严重的、急进性高血压就不适合了，要另当别论，采取更加积极、有效的控制血压的方式。

使用有特殊作用的降压药时要“特事特办”

当医生建议患者使用快速明显的降压药物时，患者要特殊注意，从坐姿变为起立或从平卧位变成起立时，动作应尽量地缓慢，特别是睡觉有起夜习惯的高血压患者，夜间睡得很沉时，需要起床小便就更要注意，以免血压突然地降低引起昏厥等意外情况。

此外，还有一些降压药物，如神经节阻滞剂或血管扩张剂等，服用后在平卧时血压降得不多，但在患者改变体位，在站立时血压就明显下降，很快会出现低血压，使脑的供血不足，患者容易头晕眼花、眼睛不能睁开甚至摔倒，医学上称之为体位性高血压，特别是一些老年患者更容易发生这种情况。

这就要求医生们尽量做到用药合理，老年患者们也应对所用药物的某些不良反应有所了解，以免出现意外，服药后的短时间内换体位时要多加小心。

老病号忌血压下降过快、过多

长期患有严重高血压的患者，对他们的要求比较特殊，不应严格要求把他们的血压完全降到正常人的水平。否则有可能会导致脑、心、肾血液供应不足而引起脑血管意外、冠状动脉血栓形成、肾功能不全等，患者自己也往往不能适应较低或正常水平的血压，而感到不舒服。

这是因为，人体的动脉血压是血液流向各个组织器官的原动力，能够保障各组织器官所需要的血流量。在长期高血压的情况下，患者的肾、脑、心的血管阻力已经较大，并长期地处于血流的高灌注的状态，只有靠着比较高的血压才可维持血液流通，血压突然降低则会影响重要脏器的血液供应，全身各组织器官的血液供应不足，尤其是心、脑、肝、肾等重要器官，会因缺氧而发生功能的障碍，甚至造成不良后果。

只有缓慢地降压，使机体逐渐适应，才能使血压安全地降到接近正常水平，而且患者没有不舒适的感觉。要想血压保持在一个“理想水平”，不能以血压降至正常水平为治疗的终点指标，发生高血压危象或高血压脑病时，需要采用紧急降压措施。

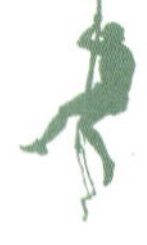

在服药期间定期测量血压很重要

有条件的话，患者最好买一台血压计，随时测量。原则上最准确的血压值是在早晨，当患者未活动时测得的血压值是最能反映患者的实际情况的。如果家里有一台血压计的话，就可以达到这个目的，可以通过多次测量早晨未活动时的血压，得到基础血压值，做到心中有数，在就诊时及时反馈给医生，给医生提供参考，对控制病情肯定是有好处的。

有的患者是这样做的：平时不测血压，仅凭自我感觉服药，感觉没有不适时就少服一些，如果感到头晕就加大剂量。其实，患者平时无症状时，测量血压时也有可能血压升高。

患者的自觉症状与病情轻重并不一定是一致的，血压过低时也会出现头晕不适，如果不及时测量血压，继续服药会发生危险。

控制高血压，也要防止血压过低

血压过低也会给人体带来危害。直立性低血压是血压过低的一种特殊情况，是指在体位变化时，如从卧位或坐位或蹲位突然站立（直立位）时，发生的血压突然过度下降（收缩压/舒张压下降>20/10mmHg以上）情况，同时伴有头晕或晕厥等脑供血不足的症状，诊断为直立体位性低血压。

一般发生在直立数秒内。服降压药治疗尤其是多种药物合用、卧床时间久、老年人需注意这种情况，小便、大便（迷走神经刺激）后直立性低血压更多见。

所以从卧位站起要小心，要先伸展手脚，其次抬起上半身，然后再慢慢站起。服用α受体阻断剂，易出现直立性低血压，服用时应格外小心，一般首次服半量，且在夜间服后卧床。一旦血压下降幅度过快，或<90/60mmHg时要及时卧倒，并咨询医生，必要时暂时停服降压药。

餐后胃肠道血流量增加，老年人由于心血管调节功能差，易引起血压下降。餐后2h内每15min测1次血压，与餐前比较收缩压下降>20mmHg；或餐前收缩压≥100mmHg，餐后<90mmHg；或餐后血压下降轻但出现心脑血管缺血症状（心绞痛、乏力、晕厥、意识障碍等），诊断为餐后低血压。

应对这种情况的办法是，饮食不宜过热；要注意混合饮食，不要单纯食用以淀粉或葡萄糖为主的食物作为早餐；控制进餐量，采取少吃多餐的办法进食；餐后在沙发或椅子上多坐一会儿，5～10min后再起立活动；已发生过餐后低血压症状的老年人，进早餐前可先喝一小杯凉开水。

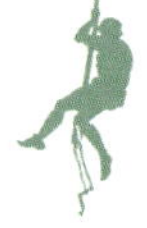

要有战胜疾病的信心

信心比黄金更重要！有的患者在坚持一段时间的正规服药后效果不是很好，自己就臆断是治不好了，意志消沉、精神紧张，既不请教医生调整用药，也不在自己的身上找原因，这样反而会加重病情。

这里要提醒确诊为高血压的患者，高血压并非不治之症，切莫麻痹大意，更不要失去信心。只要坚持治疗，长期服药，再选择一些健康科学的生活方式，血压一定会正常，进而提高生活质量。

忌睡前服药，防止诱发脑血管意外

按照传统的降血压服药方法，一般患者是每日药量分3次服用，而有些高血压患者习惯了睡前再服用一次，而睡前服药危害相当大。

前面已经讲过，由于人体有昼夜节律的变动，当人体处于睡眠状态时，血压一般可自然下降20%，而且以睡后2h最为明显。

许多降压药物的血药浓度是在服药后2h达到高峰值，若患者在睡前服药，两者的作用合在一起，就容易导致血压骤然下降，并出现脑缺血。这对中老年人而言，易使血液凝集成血栓，加上血管硬化、管腔变窄，从而容易发生脑梗死，导致患者失语、失明、偏瘫等。

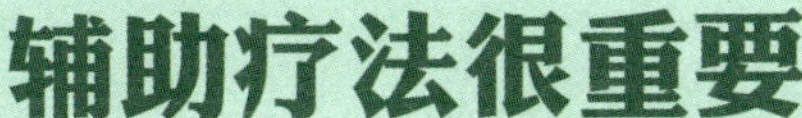

辅助疗法很重要

轻度高血压患者，病程也比较短，首选的治疗方法应该是非药物疗法。即使是中、重度高血压患者，在用药物治疗的基础上，还应该辅以非药物治疗，尽可能地减少用药量，这也符合治疗高血压病的总的治疗原则。

气功疗法

以静功为主，要领是“体松、心静、气沉”。身体素质较好者可选择练习站桩，完成以站立为主的动作，身体素质较差者以坐位进行练功。气功锻炼是对人体形气神的锻炼和调控，并使形气神合为一体，促使机体自组织平衡有序。有研究表明，气功锻炼能有效改善机体自主神经调节功能，对中老年心理健康有很好的调节作用。气功锻炼时通过调神（运用意识），使练功者处于入静态（气功态），此时大脑皮层处于主动抑制过程，交感神经的紧张性降低，血压下降，气功对高血压患者的大脑皮层和自主神经功能紊乱有积极的调整作用。

传统体操

太极拳动中取静，运动要领是要求肌肉放松，并保持“气沉丹田”，有类似气功的作用。八段锦也是这类运动中较好的一种简单的古代体操。其动作比太极拳要简单，但运动的范围和强度却丝毫不减。五禽戏模仿自然界的五种动物（虎、鹿、熊、猿、鸟）的日常动作，以达到强身健体的目的。

或慢或快的步行疗法

在自然环境中散步，以常速或慢速步行15～30min后，再用较快的步速进行运动，老年人依自己的身体状况增减，这种纯自然的锻炼方式有助于降压及改善心脑血管的代谢功能。

医疗体操

学习或练习太极拳等传统体操有困难者，可根据自己的情况随意舒展、放松身体，采取配合呼吸的体操，可采用太极拳的模拟动作，分节进行。如果是较年轻的人，还可以练习瑜伽、普拉提等较高难度的运动，这些都是动作与呼吸相互配合的好的运动项目。

按摩或自我按摩

有条件的高血压患者，可以请别人帮忙或者自己动手进行按摩，可采取揉、推、分筋和理筋的手法，在前额、后枕、头顶、顺督脉和脊椎旁进行揉推。对于降血压很有效的几个穴位是风池、风府、太阳及相应的耳穴，抹额及掐内关、劳宫、神门、合谷、足三里，可协助降压和消除一些不良症状。

理疗

某些药物利用离子导入、脉冲超短波或短波治疗及磁疗等方式来进

行降压，都可作为镇静及降压的辅助治疗。

外治法

（1）在神阙穴敷药，用吴茱萸、川芎、桂枝各1/3，混合后研成细末。治疗时将神阙穴（肚脐处）用酒精棉球擦干净，简单消毒，取药末5～10g放入脐中，上面用麝香止痛膏固定，2～3天换药1次。

（2）外敷膏药贴涌泉穴（脚心处），用蓖麻仁50g，吴茱萸20g，附子100g。混合研末，加入生姜150g，共捣成泥，加入薄荷15g调和匀，调成膏状后，每晚贴于涌泉穴，外用膏药贴敷住，10天为一个疗程。

高血压的辅助治疗法

治疗方法	效果
气功疗法	对高血压患者的大脑皮层和自主神经功能紊乱有积极的调整作用
传统体操	低强度的持续性运动，可以扩张周围血管，给心脏即其他脏腑以温和的锻炼
步行疗法	纯自然的锻炼方式有助于降压及改善心脑血管的代谢功能
医疗体操	动作与呼吸相互配合，促进身体柔韧度，促进血液循环
按摩	按摩相关穴位，可协助降压和消除一些不良症状
理疗	某些药物利用离子导入、脉冲超短波或短波治疗及磁疗等方式来进行降压的治疗
外治法	利用膏药贴敷

高血压疗法注意事项

要切实改善这类症状，解决化学药物治疗高血压容易反弹的问题，必须通过降血脂、降血黏度，并且软化血管，改善血液流动形态等方法综合型地恢复各器官的功能，使血压控制和保持正常水平。这就要求高血压患者不论使用什么药物，都不能放弃一些辅助的治疗方法。

药物疗法有讲究

在治疗高血压的过程中，化学药物因为其降压作用较为迅速，在降压过程中容易使血压波动幅度过大，不良反应也很大，可明显影响各种代谢，容易损伤心、脑、肾、胃等器官。同时，化学药物对血脂、血糖、血管硬化等也没有明显的改善作用，再加上服用次数、品种、时间的烦琐，所以，有很多患者出现服了降、降了再升等反弹情况。

康复医疗很重要

除了一般的生活习惯、饮食习惯的改善之外，适当运动、加强锻炼也很重要。尤其是有高血压家庭遗传史的人群，更要注意劳逸结合，不要做超过身体允许范围的动作，保持足够的睡眠。肥胖者适当控制食量和总热量，适当减轻体重，不吸烟。一些常见的康复医疗还有助于改善心血管功能及血脂代谢，防治血管硬化，减少高血压的并发症。

第二章

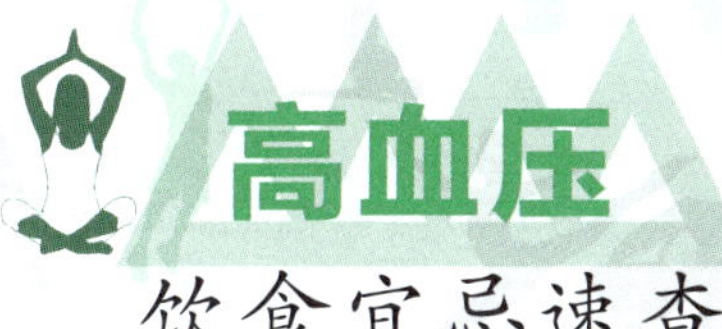

高血压饮食宜忌速查

如果一个人只吃药降血压，而不改变生活方式的话，那么他的治疗效果会大打折扣。因此在正确服药的同时，保持良好的生活状态是非常重要的。

高盐饮食是国际上公认的高血压的危险因素。近年来，我国居民高血压的患病率平均每年增加300万人，食盐吃得过多，是其中的一个重要因素。

高血压患者饮食宜清淡、低盐、低脂、低糖；宜高维生素、高纤维素、高钙，适量补充蛋白质，适量增加新鲜蔬菜和水果。

高血压饮食宜忌总论

高血压已经成为一种常见病，大多数高血压患者都需要终生治疗。发现高血压后一定及时就医，药物治疗和生活控制需要双管齐下。如果一个人只吃药降血压，而不改变生活方式的话，那么他的治疗效果会大打折扣。因此在正确服药的同时，保持良好的生活状态是非常重要的，包括戒烟戒酒、体育锻炼，这些都非常有意义。

高血压患者的饮食特点

高血压患者饮食宜清淡，低盐、低脂、低糖；宜富含维生素、膳食纤维、钙、钾。高血压患者应该多食用富含钾、钙、维生素和微量元素的食物，如新鲜蔬菜、水果、土豆、蘑菇等；食用植物油以及富含膳食纤维的食物如燕麦、薯类、粗粮、杂粮等。此外，富含优质蛋白、低脂肪、低胆固醇的食物也是高血压患者的首选，比如无脂奶粉、鸡蛋清、鱼类、去皮禽肉、瘦肉、豆制品等。

世界卫生组织对高血压患者的饮食建议

对于高血压患者，世界卫生组织提出5点建议：

1.促进健康的生活方式，重点是婴儿和青年人的营养要适当；

2.将盐的摄入量降至每日5g以下（中国营养协会推荐不超过6g）；

3.每天吃5份水果和蔬菜；

4.降低饱和脂肪和总脂肪摄入量。

5.避免有害使用酒精，例如，将酒精的摄入量限制在每天不超过一标准酒精单位。

含6g盐的实物量

食物	食物量（g）	食物	食物量（g）
腊羊肉	27	味精	29
腌芥菜头	33（半小碟）	咸菜	35
豆瓣酱	40	酱油	42～45
虾皮、榨菜	50～56	酱黄瓜、黄酱	64～73
蒜蓉辣酱、豆腐乳	74～80（6小块腐乳）	咸鸭蛋	89（2个）
香肠	103	鲮鱼罐头	104
咖喱牛肉干	116	咸水鸭	154
腊肠、火腿	200～220	咸味瓜子	181
扒鸡、午餐肉、酱鸭	244～270	烤羊肉串、炸鸡	302～319
卤猪肝	356	油条	415

资料来源：中国营养学会编著《中国居民膳食指南2016》

高血压患者生活习惯的宜忌

在合理膳食的同时，合理运动也必不可少。鼓励儿童和青年人进行身体活动（每天至少30min），保持正常体重。研究发现，每减轻5kg多余体重可使收缩压下降2～10个点。

高血压患者必须戒烟，并注意减少接触二手烟。

面对工作和生活压力时，要以健康的方式处理，比如进行默想、适当的体育锻炼和积极的社交活动等。

高血压患者膳食指南

民以食为天，但饮食也是一把“双刃剑”：合理的膳食不但能为人体提供充足的能量，更具有强身健体的作用；如果暴饮暴食，高盐高脂，则会导致营养过剩，身体发胖，代谢异常，进而引发多种疾病。对于高血压患者来说，如果饮食得当更有助于调节血压、改善病情。高血压患者的饮食调控应遵循以下原则：

水果蔬菜天天有

我国居民膳食的特点是以植物性食物为主，这样的膳食可以避免欧美等发达国家高能量、高脂肪和低膳食纤维膳食模式的缺陷，对预防心脑血管疾病、糖尿病和癌症有益。蔬菜、水果和薯类中的膳食纤维对保持身体健康，保持肠道正常功能，提高免疫力，降低患肥胖、糖尿病、高血压等慢性疾病风险具有重要作用。

水果营养素含量排行榜

胡萝卜素含量较高	红色和黄色水果中的胡萝卜素丰富，如橘子、沙棘等
维生素C含量较高	枣类、柑橘类和浆果类，如刺梨、酸枣、沙棘、草莓等
钾含量较高	枣、红果、椰子肉、香蕉、樱桃
糖含量较高	香蕉、红果、枣、椰子肉、桂圆、荔枝
糖含量较低	草莓、柠檬、杨梅、桃子

蔬菜富含营养素分类

蔬菜种类	富含营养素
嫩茎叶类蔬菜（油菜、菠菜等）	β-胡萝卜素、维生素C、叶酸、矿物质
深色蔬菜（紫甘蓝、番茄等）	β-胡萝卜素、维生素B_2、维生素C、钙、铁等矿物质
菌藻类（蘑菇、木耳）	蛋白质、多糖、β-胡萝卜素、铁、硒、碘等矿物质

清淡饮食，不油炸

动物性食物包括鱼、禽、蛋和瘦肉等，为我们提供优质蛋白质、脂类、脂溶性维生素、B族维生素和矿物质。但动物性食物一般都含有一定量的饱和脂肪和胆固醇，摄入过多可能增加患心血管病的危险性。鱼类脂肪含量一般较低，且含有较多的不饱和脂肪酸，对预防血脂异常和心脑血管病等有一定作用。

减盐

高盐饮食是国际上公认的高血压的危险因素。近年来，我国居民高血压的患病人数平均每年增加300万人，食盐吃得过多，是其中的一个重要因素。

控酒

经常无节制地大量饮酒，会使食欲下降，食物摄入量减少，从而发生多种营养素缺乏、急慢性酒精中毒、酒精性脂肪肝，严重时还会造成酒精性肝硬化。过量饮酒还会增加患高血压、脑卒中、某些癌症和骨质疏松症等疾病的危险。

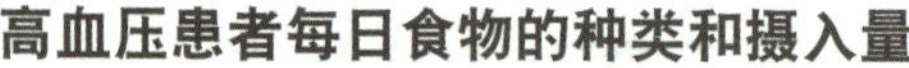

高血压患者每日食物的种类和摄入量

能量 kJ（kcal）	食物种类和重量（g）							
	谷类	鱼禽虾肉	蛋类	奶类	豆制品	蔬菜	水果	植物油
4620（1100）	125	50	50	250	25	500	200	10
5040（1200）	140	50	50	250	25	500	200	15
5460（1300）	150	75	50	250	25	500	200	15
5880（1400）	175	75	50	250	25	500	200	20
6300（1500）	200	75	50	250	25	500	200	20
6720（1600）	200	90	50	250	25	500	200	25
7140（1700）	225	80	50	250	25	500	200	25
7560（1800）	250	100	50	250	25	500	200	25
7980（1900）	275	100	50	250	25	500	200	25
8400（2000）	300	100	50	250	25	500	200	25

注：此表适用于成年轻、中等体力活动者；全天食盐使用量控制在5g以内；体重正常的高血压患者（18.5<BMI<23.9）每天能量的摄入可按照每千克体重105kJ（25kcal）~126kJ（30kcal）计算；超重和肥胖者除适当增加体力活动外，应适当减少每日的能量摄入。减少能量摄入的方法是每天比原来摄入的能量减少1260kJ（300kcal）~2100kJ（500kcal），或者女性患者能量摄入每天在4200kJ（1000kcal）~5040kJ（1200kcal），男性患者能量摄入每天在5040kJ（1200kcal）~6720kJ（1600kcal）；以豆腐干计，其他豆制品按水分含量折算，25g豆制品=50g豆腐干=50g素什锦=65g北豆腐=210g南豆腐。资料来源于《WS/T 430−2013 高血压患者膳食指导》。

高血压患者的营养素摄入量

营养素名称	每日推荐摄入量
蛋白质	体重正常者：占总能量12%~15%
	超重、肥胖者：占总能量15%~20%
脂肪	≤总能量的30%
饱和脂肪酸（肉类）	<总能量的7%
多不饱和脂肪酸	<总能量的10%
单不饱和脂肪酸	占总能量的10%左右
反式脂肪酸（人造奶油）	<总能量的2%
胆固醇	不超过300mg/d，如合并高胆固醇血症，每日胆固醇摄入量<200mg/d
碳水化合物	占总能量的55%~65%
膳食纤维	不少于14g/d
钠	<2000mg（相当于食盐5g）
钾	>2500mg（相当于氯化钾4.75g）
钙	800mg~1000mg
镁	350mg~500mg
维生素C	100mg~150mg
维生素D	5μg~10μg
盐酸	10mg~20mg

资料来源于《WS/T 430–2013 高血压患者膳食指导》。

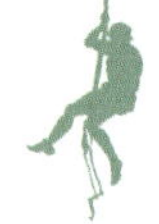

高血压患者需饮食均衡

人体是由七大营养素组成的：矿物质、脂类、蛋白质、维生素、碳水化合物、水和膳食纤维。人体的每一个细胞活动都需要这些营养素的支撑，如果一种营养素缺乏，那细胞的正常新陈代谢就会受到影响，如果严重缺乏，人的机体功能就会下降，从而导致疾病。

适量补充蛋白质

蛋白质摄入不足，影响血管细胞的代谢，血管的老化就会加剧，加速高血压和动脉硬化的形成。适量摄取蛋白质有益于血管。富含蛋白质的食物包括牛奶、鱼类、鸡蛋清、瘦肉、豆制品等。

适量增加新鲜蔬菜和水果

多吃蔬菜和水果，有利于控制血压，主要原因是：蔬菜和水果含钾高，能促进体内钠的排出；蔬果有助于减少总能量超标的风险，避免肥胖；蔬果可增加水溶性维生素，特别是维生素C的摄入；还能够增加膳食纤维，特别是可溶性膳食纤维的摄入。建议高血压患者每天吃400～500g新鲜蔬菜，1～2个水果。对伴有糖尿病的高血压患者，在血糖控制平稳的前提下，可选择低糖型或中等含糖的水果，包括苹果、猕猴桃、草莓、梨、柚子等。

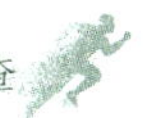

增加膳食钙摄入

低钙饮食易导致血压升高。研究显示，钙摄入量与年龄相关性收缩压升高幅度呈负相关，钙摄入量＜500mg/d的人群，收缩压随年龄增加而上升得最为明显，钙摄入量500～1200mg/d者次之，而钙摄入量＞1200 mg/d者最低。

补钙最简单、安全和有效的方法是选择适宜的高钙食物，特别是保证奶类及其制品的摄入，即每日250～500ml脱脂或低脂牛奶。对乳糖不耐受者，可试用酸牛奶或去乳糖奶粉。部分患者需在医生指导下选择补充钙制剂。

高血压患者的低盐膳食方

1	改变烹饪方法，减少用盐量。利用酸、甜、辣、麻等其他佐料来调味
2	少用含盐高的佐料，如酱油（10g酱油含1.5g食盐）、辣酱、咸菜等
3	尽量少吃或不吃含盐多的食品，如咸肉、罐头等传统腌制品
4	做饭时不要过早放盐，等快出锅时再加，既能保持同样咸度，还可减少食盐用量
5	添加食盐的时候，使用定量盐勺，或用量具量出，每餐按量放入菜肴
6	食用包装食品时，阅读包装袋上的营养标签，了解其中的钠含量（1g钠=2.54g食盐）
7	培养清淡口味，多食用新鲜蔬菜和水果
8	用调料与油煸炒的香味增加口感，以减少盐的用量，如葱、姜、蒜、花椒等
9	外出就餐时，要提前告知服务人员，炒菜时少放盐

营养素宜忌速查

宜

补充蛋白质，增加膳食钙的摄入

多食用新鲜蔬果适当增加纤维素的摄入

适量选用橄榄油等植物油

忌

钠盐：中国营养学会推荐健康成人每日摄入量不宜超过6g，高血压患者不超过5g

高脂肪：减少肉类和动物油摄入，限制动物内脏、肥肉、蟹黄等富含饱和脂肪和胆固醇的食品摄入量

烟酒：戒烟限酒可以显著降低心血管病、癌症等疾病的风险

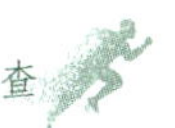

钙：减轻钠对血压的不利影响

钙可以使外周血管扩张，有利于减少外周血管阻力。此外，钙还有利尿作用。对于高血压患者来说，尿钙排出增多，血清离子钙水平降低，进而出现骨钙减少，血钙和软组织钙含量增加的反常现象，容易导致骨质疏松。

高血压患者要注意适当补钙。平时要少喝含咖啡因的饮料，避免钙质流失。常见食材中，钙含量丰富的品种有：芝麻酱、黄豆、葵花子、核桃、牛奶、花生、鱼虾、红枣、鲜雪里蕻、蒜苗、紫菜等。牛奶的营养成分极高，矿物质种类也丰富，是人体获取钙质的极佳来源。

钾：促进钠排出，预防血管硬化

钾可以防止高食盐摄入引起的血压升高，对轻型高血压更具有明显的降压作用。血钾还可起到调节血容量，保护心肌细胞的效果。高血压患者宜适当多吃些含钾丰富的食物，如蘑菇、油菜、菠菜、小白菜、香蕉等。

主食选择薯类和五谷杂粮，如马铃薯、甘薯、芋头和山药等。它们和传统主食相比，钾营养素密度特别高，还富含维生素C，可有效控制血压。不过，如出现高血压并发肾功能不全时，则不宜吃含钾多的食物，否则会因少尿而引起体内钾积蓄过多，导致心律失常甚至心脏骤停。

锌：防治因体内镉增高诱发的高血压

研究发现，长期接触镉的职业工人高血压的发病率比不接触镉的工人高。这是因为，镉能升高血压，锌有拮抗镉的作用。膳食中提高锌/镉比值有利于高血压患者治疗。常见的食材中，粗粮、豆类、坚果类中的锌/镉比值较高，宜经常食用。

硒：扩张血管，减少血管的阻力

硒作为一种抗氧化剂，能降低氧化型低密度脂蛋白，减少脂质在动脉管壁的沉积、保护血管壁上内皮细胞膜的完整性、减轻血栓形成，预防心肌梗死。硒还能降低胆固醇及甘油三酯，防止动脉粥样硬化。

硒含量丰富的食材有：小麦胚粉、玉米面、带皮的糜子、大蒜、香菜、油菜、苜蓿、菠菜、大葱、桂圆、苹果、葡桃、鸡蛋、鸭蛋、鹅蛋和鹌鹑蛋等。

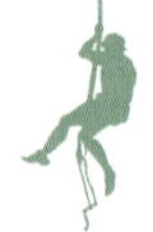

镁：扩张血管，降低血压

镁有助于调节人的心脏活动，对心脏血管具有重要的保护作用，有“心血管卫士”之称。人体如果缺镁，可导致心动过速、心律不齐及心肌坏死等。在常见的食材中，紫菜含镁量较高，每100g紫菜中含镁460mg，居各种食物之冠。其他常见的含镁量丰富的食物有：谷类如小米、玉米、荞麦面、高粱面、燕麦、通心粉；豆类如黄豆、黑豆、蚕豆、豌豆、豇豆、豆腐；蔬菜如冬菜、苋菜、辣椒、蘑菇；干果如桂圆、核桃仁；其他如虾米、花生、芝麻、海产品等。

钠：提高高血压的罹患率

大量资料表明，高血压病的发病率与居民膳食中钠盐摄入量呈显著正相关，例如，阿拉斯加的因纽特人食盐的摄入量极低，几乎未见高血

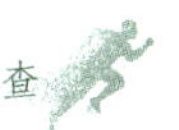

压；相反，日本北部农村的居民平均每天摄入25g以上的食盐，高血压的发生率接近40%。弗来明汉地区的调查显示，居民每天食盐量8～13g，高血压的发病率自20%增至24%～37%。

目前国际上广泛推广低钠高钾盐，中老年人食用低钠盐，可预防高血压的发生，减少脑卒中、心脏病和慢性肾脏病的发病。这是因为，无论吃多少盐，人体每天在尿液中代谢掉的钠盐基本上是恒定的，为3～6g，多余的钠会在肾小管内被人体重新“回收”。而钾与钠有拮抗作用，会阻止钠的回收。

维生素C：扩张血管，辅助降压

维生素C能对抗自由基，保护神经细胞，体内维生素C含量增多，认知能力就会提高。新鲜蔬菜、水果是最好的天然维生素C来源，如鲜枣、青椒、猕猴桃、菠菜、山楂、柑橘、柚子、草莓等。

烟酸：扩张血管，促进血液循环

烟酸也称作维生素B_3，或维生素PP，有较强的扩张周围血管的作用，可促进血液循环，使血压下降。烟酸缺乏时，可产生糙皮病，表现为皮炎、舌炎、腹泻及烦躁、失眠、感觉异常等症状。烟酸广泛存在于动植物食物中，良好的来源为动物肝、肾、瘦肉、全谷、豆类等，乳类、绿叶蔬菜也有相当含量。

烟酸除了直接从食物中摄取外，也可以由体内有色氨酸转化而来，平均约60mg色氨酸转化1mg烟酸。

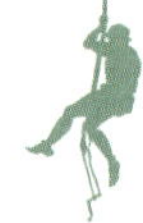

糖类：导致肥胖，危害健康

无论是健康人还是高血压患者都应该严格控制糖的摄入量。这里的“糖”指的是由生产厂家、厨师或个人添加到食品和饮料中的单糖（如葡萄糖、果糖）和双糖（如蔗糖或砂糖）以及天然存在于蜂蜜、糖浆、果汁和浓缩果汁中的糖。科学研究显示，糖（单糖和双糖）摄入量较少的成年人体重较轻；饮食中糖分增加，体重就会增加。将糖的摄入量保持在总能量摄入的10%以下，能够降低超重、肥胖和蛀牙的发生危险。为此，世界卫生组织的建议，肥胖指数（BMI）在正常范围内（18.5～25）的成年人，为预防疾病，白砂糖摄入量应当控制在每天6小勺（约25g）、总能量5%以下。

膳食纤维：降低体内钠的含量

膳食纤维是一类特殊多糖，其既不能被胃肠道消化吸收，也不能产生能量。此前科学家们一度认为膳食纤维是一种“无营养物质”，所以也称之为“粗纤维”。然而，随着近年来科学家们不断深入研究，他们逐渐发现膳食纤维在维持机体健康上具有相当重要的作用。

膳食纤维更够促进人体肠胃消化速度，加速排便，让体内的钠也随之排出，进而降低血压。

膳食纤维的主要来源包括谷类、薯类、蔬菜、水果等食品，在日常饮食中增加其摄入量，是补充膳食纤维最好的方式。成年人则应遵循《中国居民膳食指南》建议，每人每日摄入蔬菜300～500g、水果200～400g，以保持膳食平衡。

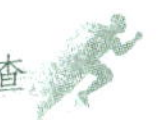

胆固醇：引起高胆固醇血症

胆固醇是血液和人体所有细胞里脂肪的天然成分。胆固醇分两种，好胆固醇和坏胆固醇（即低密度脂蛋白胆固醇）。坏胆固醇占总胆固醇的60%，尽管身体也需要它，但多余的坏胆固醇会钻入动脉血管内皮，形成斑块，堵塞血管，引起冠心病、脑梗，或者随着斑块破裂引起心梗、猝死等严重后果。好胆固醇占总胆固醇的1/3，它好就好在可以将多余的胆固醇转运出动脉，运回肝脏，因此对健康有利。为了降低体内坏的胆固醇，在饮食上，要少吃胆固醇含量高的食物，如蛋黄、动物脑、蟹黄等，多吃牛奶、豆类等含胆固醇低的食物。

ω-3脂肪酸：舒张血管平滑肌，降低血压

研究发现，ω-3脂肪酸对人体有积极的意义，已被证实在预防和治疗心血管疾病、关节炎、癌症等多种疾病方面发挥着重要作用。对于高血压患者来说，ω-3脂肪酸能够舒张血管平滑肌，进而起到降低血压的效果。在常见的食物中，鱼类是ω-3脂肪酸主要来源，如凤尾鱼、鲱鱼、鲭鱼、鲑鱼（野生鱼类比养殖的含ω-3脂肪酸更丰富）、沙丁鱼、鲟鱼、鳟鱼和金枪鱼等。建议每周吃上述鱼类1～2次。

饱和脂肪酸：升高血压

脂肪酸按饱和程度可分为饱和脂肪酸和不饱和脂肪酸。饱和脂肪酸的碳链中没有不饱和双键，多存在于动物脂肪和乳脂中，可使血中低密度脂蛋白胆固醇水平升高，与心血管疾病的发生有关。不饱和脂肪酸根据不饱和双键的数量可分为含有一个不饱和双键的单不饱和脂肪酸和含有两个

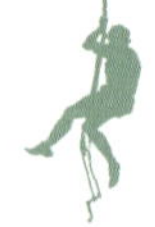

及以上不饱和双键的多不饱和脂肪酸。多不饱和脂肪酸要优于单不饱和脂肪酸，实验证明，食用多不饱和脂肪酸患心脑血管疾病的风险比食用饱和脂肪酸低29%。建议选择不饱和脂肪酸代替饱和脂肪酸，是因为这样可以降低人体摄入的低密度脂蛋白胆固醇量，同时也可以降低血液中的三酸甘油酯含量，这些都是可能导致心脏疾病的因素。多不饱和脂肪多存在于茶油、橄榄油、葵花籽油、玉米油和大豆油中。饱和脂肪酸主要存在于肉、蛋、芝士类产品以及热带油脂中，比如椰子油和棕榈油。

胆碱：参与脂肪代谢，保护血管健康

胆碱是维持人体细胞正常结构和功能都不可缺少的物质。胆碱参与人体的脂肪代谢，起到保护血管的作用。人体缺乏胆碱时，会出现脂肪肝、肝损伤或肌肉损伤等表现。胆碱在人体可以少量合成，但大部分需要从肉类、蛋类、蔬菜等食物中获取。饮食中的蛋黄和鱼是最好的胆碱来源。

芦丁：恢复毛细血管的正常弹性

芦丁又名芸香苷，是一种广泛地存在于自然界中的黄酮类物质，几乎所有的芸香科和石南科植物均含有芦丁。已有研究表明，芦丁具有丰富的药物活性，有降低毛细血管通透性和脆性的作用，保持及恢复毛细血管的正常弹性，用于防治高血压脑溢血。芦丁还是合成曲克芦丁的主要原料，曲克芦丁为心脑血管用药，能有效抑制血小板的聚集，有防止血栓形成的作用。常见的富含芦丁的食物有：荞麦、芦笋、枣、茄子、番茄、青椒、茶、芸香叶、黑莓、葡萄、山楂、柑橘类水果等。

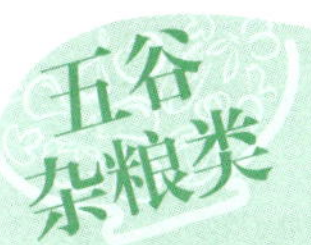

糙米

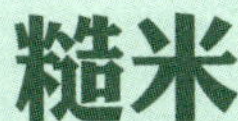

——扩张血管，降低血压

降压功效

研究发现，糙米中的γ-氨基丁酸、谷维素等作用于大脑的血管运动中枢，通过镇静大脑神经、扩张血管，对高血压有预防和缓解作用。糙米还保留了大量膳食纤维，可促进肠道有益菌增殖，加速肠道蠕动，软化粪便，预防便秘和肠癌；膳食纤维还能与胆汁中胆固醇结合，促进胆固醇的排出，从而帮助高脂血症患者降低血脂。

食用宜忌

宜：糙米具有健脾养胃、补中益气，调和五脏、镇静神经、促进消化吸收之功。一般人群均可食用，尤适于肥胖、贫血、便秘的人食用。

忌：皮肤过敏者不宜食用。糙米不宜与牛奶同食，以免导致大量维生素A流失。

黄金搭档

糙米+南瓜=润肺益气

南瓜有润肺益气、利尿消肿的作用，跟糙米一同煮粥吃，热量不高，营养全面，饱腹感强，非常适合身体肥胖者食用。

健康小贴士	
性味	温，甘
归经	脾、胃
降压特点	可扩张血管
推荐用量	150～200g/d

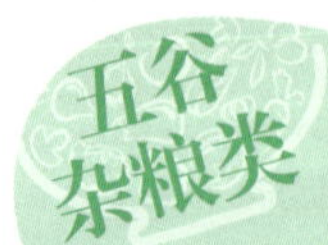

薏米

——适合脾胃虚弱的高血压患者食用

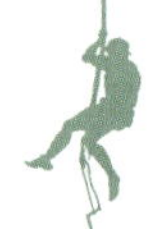

降压功效

薏米又叫苡米，其所含的蛋白质远比普通的米、面高，易消化吸收，对减轻胃肠负担、增强体质有益。对高血压患者来说，薏米的直接作用是可扩张血管，进而降低血压。

食用宜忌

宜：中医认为，薏米味甘淡，性微寒，有健脾、补肺、清热、利湿的作用。现代研究证明，薏米有抗肿瘤、增强免疫力、降血糖等功效。薏米中的薏仁脂被发现有良好的控制癌细胞生长的功能，是非常理想的防癌食品。

忌：身体瘦弱、经期、孕妇等人群少食。

黄金搭档

薏米+红豆=除湿降压

红豆有健脾利水、清热除湿、消肿解毒的功效，薏米则能清热祛湿、消除水肿，红豆和薏米都富含有助利尿的钾元素，适合高血压伴有水肿的患者食用。

健康小贴士	
性味	微寒，甘、淡
归经	脾、肺、胃
降压特点	可扩张血管
推荐用量	150～200g/d

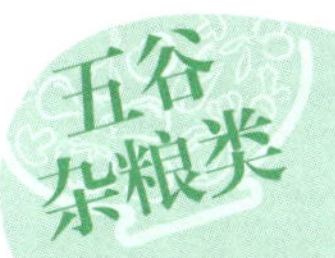

小米

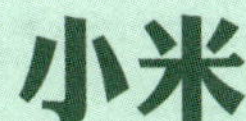

——抑制血管收缩，滋补身体

降压功效

小米含钾量高而含钠量低，含量比为66:1。过多的钠在血管壁的细胞存在时，会使血管壁发生水肿，导致血管腔变窄，血管外周压力增大，血压升高。而小米中丰富的钾可以帮助机体排出钠，从而控制血压。另外，小米中的蛋白质、脂肪、碳水化合物这几种主要营养素含量很高，也可以起到抑制血管收缩、降低血压、滋补身体的作用。

食用宜忌

宜：小米具有健脾和胃、补益虚损、和中益肾、除热的功效，适用于脾胃虚弱、反胃、呕吐、泄泻、伤食腹胀、失眠、体虚低热者。

忌：体质虚寒、气滞、小便清长者不宜食用。小米不宜与杏仁、醋同食。在制作小米的时候，不要长时间浸泡或用热水淘米。

黄金搭档

小米+燕麦=提高免疫力

小米宜与燕麦同食，增加各类维生素、矿物质的摄取量，提高人体免疫力，特别适合心脏病、高血压和糖尿病患者食用。

健康小贴士	
性味	凉，甘、咸
归经	肾、脾、胃
降压特点	钾含量丰富
推荐用量	150～200g/d

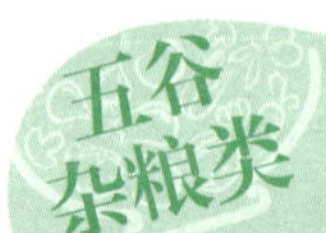

玉米

——保持血管弹性

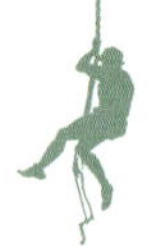

降压功效

玉米中含有丰富的膳食纤维，有助于促进胃肠蠕动，有利于胆固醇的排出。同时，玉米中的钾含量也相对较高，有助于钠的排出，增强血管弹性，对稳定血压有帮助。

食用宜忌

宜：玉米中富含蛋白质、脂肪、维生素E、钾、锰、镁、硒及丰富的胡萝卜素、B族维生素、钙、铁、铜、锌等多种维生素及矿物元素，具有益肺宁心、健脾开胃、利水通淋的功效，适合于脾胃气虚、营养不良、动脉硬化、高血压、高脂血症、冠心病、肥胖、脂肪肝、癌症、记忆力减退、便秘者食用。

忌：霉变的玉米不宜食用，因其有致癌作用。

黄金搭档

玉米+排骨=开胃益脾

玉米和排骨无论是炖汤，还是直接煮熟一起食用，均可开胃益脾、润肺养心，经常食用能增强人体免疫力。

健康小贴士	
性味	甘，淡
归经	脾、胃
降压特点	膳食纤维丰富
推荐用量	200～300g/d

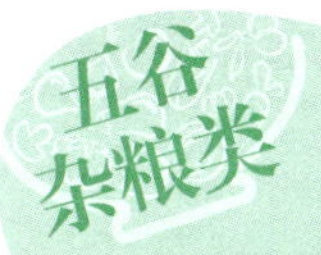

红薯

——保持血管弹性，排除多余胆固醇

降压功效

红薯中含有丰富的钾，因为钾和钠是影响血压高低的重要元素，如果人体摄入足够的钾，就会促进血液排泄掉多余的钠；食用红薯，还会促进体内矿物质水平的均衡，并最终起到一定的辅助降压作用。

食用宜忌

宜：红薯可生津、凉血、止血、止渴、宽肠、通便、补中益气、清热解毒；用于消暑热、利尿、发热、水肿、无名肿毒、胃及十二指肠溃疡出血、便秘、便血、血崩、创伤发炎、痈疮肿毒、抽筋、霍乱等症。

忌：红薯不能与柿子、番茄、白酒、螃蟹、香蕉等同食，以防肠胃出血或造成胃溃疡。红薯一定要煮熟吃，因为红薯含有大量淀粉，其外面包裹着一层坚韧的细胞膜，被煮熟时才容易被人体消化吸收。

黄金搭档

红薯+薏米=健脾降脂

薏米为健脾利水之品，红薯热量低，有丰富的纤维素，两者搭配食用有健脾胃、降血脂的功效。

健康小贴士	
性味	平，甘
归经	脾、胃、大肠
降压特点	钾元素丰富
推荐用量	100～150g/d

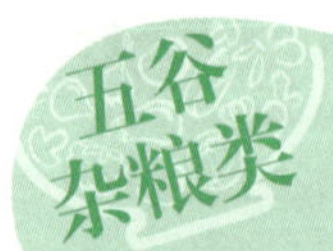

黄豆

——保持血管弹性

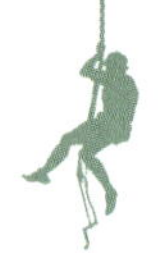

降压功效

黄豆中的蛋白质和黄豆苷能显著改善和降低体内的血脂和胆固醇，黄豆中的不饱和脂肪酸和大豆磷脂等成分，对于保持血管弹性和防止脂肪肝形成也具有很好的效果。

食用宜忌

宜：黄豆健脾宽中、润燥消水、清热解毒、益气，适合糖尿病、高血压、冠心病、动脉硬化、高血脂、癌症、营养不良、气血不足、缺铁性贫血等症。

忌：黄豆在消化吸收过程中会产生过多的气体，造成腹胀，因此有消化功能不良、慢性消化道疾病的人应尽量少吃。老年人吃黄豆要适量，不可贪多。黄豆含有大量的嘌呤碱，嘌呤碱会加重肝、肾的代谢负担，因此，当肝、肾器官有严重疾患时，注意要少吃或不吃黄豆。

黄金搭档

✓ 黄豆+牛蹄筋=补充优质蛋白

两者搭配适合改善皮肤粗糙的症状。

健康小贴士	
性味	平，甘
归经	脾、大肠
降压特点	营养素丰富
推荐用量	200～300g/d

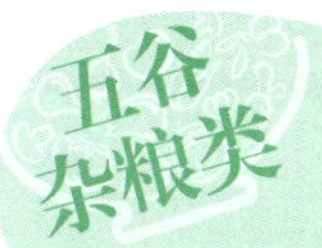

绿豆

——高钾低钠，利尿、排钠、辅助降压

降压功效

绿豆富含维生素E及微量元素铁、锌、铜、硒等，既可以保护血管的正常机能，还能增强血细胞的活力和改善血液黏滞度，使血液循环的阻力减少，从而起到降血压的作用。此外，绿豆的钾含量较高，具有很好的降血压作用。

食用宜忌

宜：绿豆可清热、解毒、利水消肿、消暑止渴，常用于暑热烦渴、感冒发热、痰热哮喘、头痛目赤、口舌生疮、水肿尿少、疮疡痈肿、药物及食物中毒等症。

忌：经期女性、体质寒凉、体质虚弱者不宜食用绿豆。绿豆不宜与药物同时服用。

黄金搭档

荠菜+绿豆=明目降压

两者同食具有清肝泻火、明目降压的功效，适用于原发性青光眼、高血压症。

健康小贴士	
性味	凉，甘
归经	心、胃
降压特点	维生素丰富
推荐用量	50～100g/d

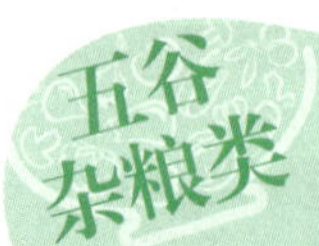

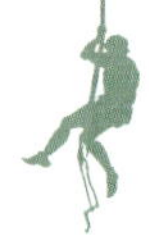

荞麦

——降低血清胆固醇，改善血脂水平

降压功效

荞麦含有丰富的维生素E和可溶性膳食纤维，同时还含有烟酸和芦丁（芸香甙），芦丁有降低人体血脂和胆固醇、软化血管、保护视力和预防脑血管出血的作用；荞麦含有的烟酸成分能促进机体的新陈代谢，增强解毒能力，还具有扩张小血管和降低血液胆固醇的作用，因此很适合高血压、高血脂、高血糖等人群。

食用宜忌

宜：荞麦可下气、消积、益气、续精神、开胃宽肠，可用于绞肠痧、肠胃积滞、慢性泄泻、痢疾、烫火灼伤等症。

忌：脾胃虚寒者忌食。荞麦不宜多食，以免动风气，令人昏眩。

黄金搭档

荞麦+鸡蛋=促进消化

荞麦含有烟酸，鸡蛋含色氨酸，在煮荞麦面条的时候可放入鸡蛋同食，能提高体内烟酸含量，有助于维持皮肤、消化和神经系统的健康。

健康小贴士	
性味	平，甘
归经	肾、大肠
降压特点	含有丰富的芦丁
推荐用量	100～150g/d

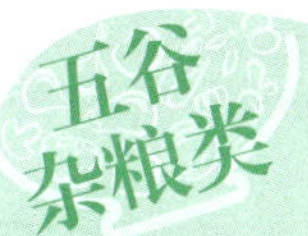

燕麦

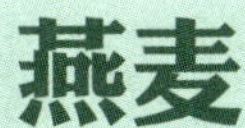

——营养丰富利于降压

降压功效

燕麦含蛋白质15%～20%，脂肪9%，并且含有丰富的维生素E和微量元素钙、磷、铁、锌、硒等以及人体所必需的8种氨基酸，有助于降低收缩压和舒张压。

食用宜忌

宜：燕麦具有补益脾胃、润肠止汗、止血的功效，适宜于高血压、高血脂、动脉硬化、脂肪肝、糖尿病、习惯性便秘、自汗、多汗、盗汗者食用。

忌：肠道敏感者慎食。

黄金搭档

燕麦+牛奶+鸡蛋=补钙润肠

牛奶、鸡蛋、燕麦搭配食用，能补充钙质，有助于缓解骨质疏松和便秘。

燕麦+黄豆=促进蛋白质吸收

有助于补充黄豆粉中缺少的蛋氨酸，从而提高蛋白质在人体内的利用率。

健康小贴士	
性味	甘、平
归经	肝、脾、胃
降压特点	丰富的氨基酸
推荐用量	150～200g/d

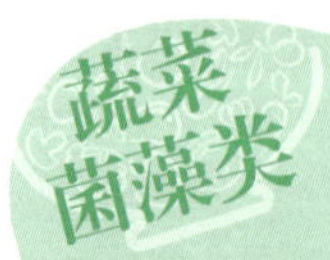

白萝卜

——补充维生素C和锌

降压功效

白萝卜所含的膳食纤维丰富，具有利尿的功效，对缓解血管性水肿和高血压十分有益。此外，白萝卜含有丰富的维生素C和微量元素锌，有助于增强机体的免疫功能，提高抗病能力。

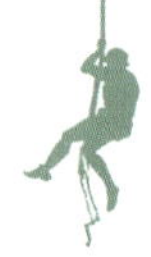

食用宜忌

宜：白萝卜含有大量的有机硫黄化合物，有良好的杀菌作用，所含的芥子油、淀粉酶和粗纤维等成分具有止咳化痰的作用，可以缓解咽痛、咽干等症状。

忌：在吃中药的期间不要吃萝卜。

黄金搭档

✓ 白萝卜+羊肉=补虚温中

两者一同食用具有开胃健脾、补虚温中的效果，适合体虚的高血压患者冬日进补。

✓ 白萝卜+香菇=降压降脂

两者一起食用具有降脂、降压、提高人体免疫力的效果。

健康小贴士	
性味	凉，辛、甘
归经	肺、胃、大肠
降压特点	膳食纤维丰富
推荐用量	150～200g/d

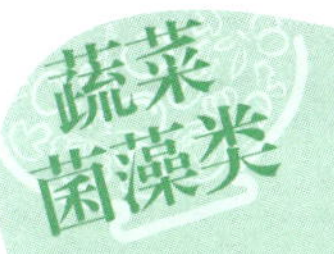

胡萝卜

——预防高血压并发眼部病变

降压功效

胡萝卜内含琥珀酸钾，有助于防止血管硬化，降低胆固醇，预防高血压。此外，胡萝卜富含维生素A，有利于预防高血压并发眼部疾病。

食用宜忌

宜：糖尿病患者的血液中会产生大量的自由基，正是这些自由基破坏了人体内胰岛素的活性。胡萝卜中含有大量的β胡萝卜素，可以清除体内的自由基，因此日常饮食中多吃胡萝卜对防治糖尿病有极大的帮助。

忌：与白萝卜不同，胡萝卜生吃不易消化，最好将胡萝卜与肉类煮熟同食。胡萝卜不宜与菠菜、菜花、油菜以及大枣、桃子、草莓、柠檬等蔬果同食，因为胡萝卜中含有维生素C分解酶，会破坏这些蔬果中的维生素C。

黄金搭档

✓胡萝卜+番茄=补充维生素

将胡萝卜与番茄榨汁饮用，可以补充大量维生素，有助于减脂降糖。

健康小贴士	
性味	平，甘
归经	脾、肺
降压特点	琥珀酸钾降压
推荐用量	30～50g/d

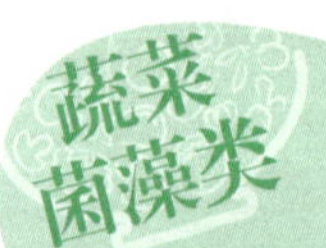

荸荠

——含较多荸荠英有利降压

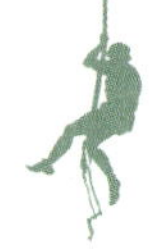

降压功效

研究发现，荸荠内部含有一种不耐热的抗病成分——荸荠英，这种成分对于抗癌、降血压都有作用。

食用宜忌

宜：现代药理学研究表明，荸荠含有多种活性成分，主要是黄酮类化合物、多酚类物质、多糖、甾醇类、荸荠英等。因此，荸荠具有多种功能，如抗氧化、清除自由基、降血脂、降血压、降血糖、抗癌、镇痛、消炎以及提高人体免疫力等。

忌：荸荠不宜生吃。脾肾虚寒和有血瘀者忌食。

黄金搭档

✓ 荸荠+海蜇头=降低血压

两者同食具有降低血压的作用。

✓ 荸荠+芹菜=降压消脂

两者食用具有降压消脂的作用，适合高血压患者经常食用。

健康小贴士	
性味	寒，甘
归经	肺、胃
降压特点	荸荠英可降压
推荐用量	50～100g/d

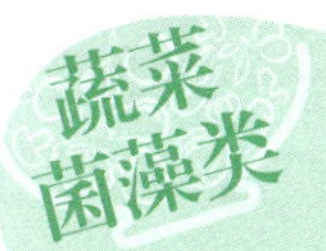

菠菜

——降低血压、保护心脏

降压功效

菠菜含有促进心脏健康的叶酸、钾和镁，这些元素对于降低血压、保持心脏健康都有作用。

食用宜忌

宜：菠菜性味甘、凉、无毒，入肺、肠、胃经，有养血、止血和润燥的功效。主治鼻出血、大便出血、小便不畅等。此外还能治消渴、通利肠胃、解毒、解酒。菠菜能润燥通便，帮助消化，特别适合于老年人、婴儿和痔疮患者食用。菠菜能刺激胰腺分泌，对糖尿病有一定好处。

忌：菠菜含有草酸，与钙结合易形成草酸钙结晶，会影响人体对钙的吸收。因此，菠菜最好不要与含钙丰富的豆类、牛奶等食物同食。

黄金搭档

菠菜+麻油=降压降糖

经常食用对降低血压和血糖有好处。

菠菜+坚果=保护视力

菠菜和坚果共食可使人体对胡萝卜素及叶黄素的吸收率成倍增加，有益眼睛健康。

健康小贴士	
性味	凉，甘
归经	胃、大肠
降压特点	钾镁元素丰富
推荐用量	200～300g/d

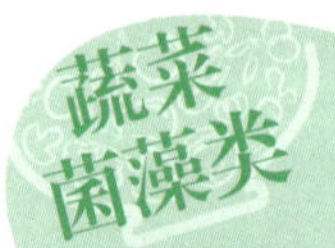

番茄

——番茄红素可辅助治疗高血压

降压功效

番茄中富含番茄红素和钾，常食有益清除体内自由基，降低血压。

食用宜忌

宜：番茄适宜于热性病发热、口渴、食欲不振、习惯性牙龈出血、贫血、头晕、心悸、高血压、急慢性肝炎、急慢性肾炎、夜盲症和近视眼者食用。

忌：急性肠炎、菌痢及溃疡活动期的患者不宜食用。

黄金搭档

番茄+鸡蛋=滋补、美容

番茄含有丰富的胡萝卜素、维生素B和维生素C，具有抗坏血病、润肤、保护血管、降压、助消化等功效。鸡蛋中含有丰富的优质蛋白质，与番茄搭配有滋补、美容等效果。

番茄+菜花=预防便秘

番茄具有健胃消食的功效，菜花含有丰富的钾、钙、叶酸和硒，两者搭配可促进消化、增强食欲、预防便秘。

健康小贴士	
性味	寒，甘酸
归经	肝、肺、胃
降压特点	番茄红素和钾丰富
推荐用量	200～300g/d

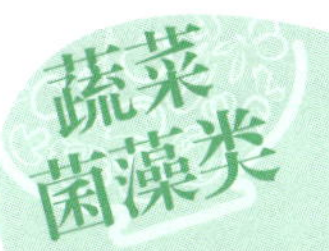

黄瓜

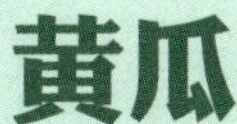

——润肠通便、清除自由基

降压功效

黄瓜中含有大量膳食纤维可以起到润肠通便和利尿的作用，可将钠离子排出体外，黄瓜中含有的胡萝卜素还可以清除体内自由基，进而达到稳定血压的目的。

食用宜忌

宜：黄瓜具有利尿、清血、美容、减肥、降脂的功效，适合嗜酒、癌症、肥胖、三高、水肿者食用。

忌: 黄瓜含有一种维生素C分解酶，会破坏其他蔬菜中含量丰富的维生素C。因此，辣椒、菜花、芥蓝、苦瓜等含维生素C较多的蔬菜，最好不要与黄瓜一起食用。

黄金搭档

✓ 黄瓜+鸡蛋=降糖、减脂

黄瓜炒鸡蛋，简单易做，两者食用具有提高免疫力、抗衰老、降血糖、减肥强体等效果。

健康小贴士	
性味	凉，甘
归经	脾、胃、大肠
降压特点	膳食纤维丰富
推荐用量	150～200g/d

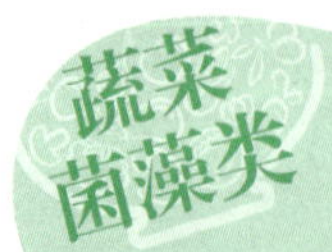

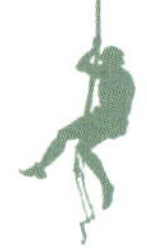

茭白

——可对抗钠所引起的升压作用

降压功效

茭白富含膳食纤维和钾元素，可对抗血液中钠所引起的升压作用。此外，茭白甘寒，性滑而利，能利尿祛水，可辅助治疗高血压引起的四肢浮肿、小便不利等症。

食用宜忌

宜：茭白具有祛热、生津、止渴、利尿、除湿、催乳的效果，适合肥胖、高血压、黄疸肝炎、产后乳汁缺少、酒精中毒者食用。

忌：肠胃虚寒及疮疡化脓、痛风患者忌食。

黄金搭档

茭白+猪肉=利尿止渴

茭白和猪肉同炒，具有利尿止渴的效果，适合高血压患者食用。

茭白+蘑菇=提高免疫力

茭白和蘑菇炒食，具有提高人体免疫力的效果，而且热量也不高，是一道老少皆宜的美食。

健康小贴士	
性味	微寒，甘
归经	脾、肺
降压特点	钾含量丰富
推荐用量	50～100g/d

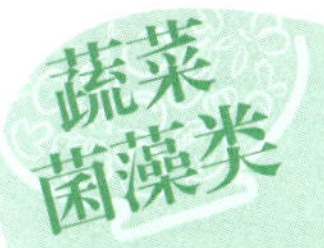

苦瓜

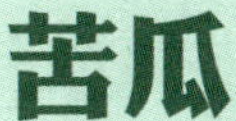

——预防高血压并发高血糖

降压功效

苦瓜营养丰富，特别是所含的苦瓜苷具有明显的降低血糖的效果，所以很适合身体肥胖或伴有高血糖的高血压患者食用。

食用宜忌

宜：苦瓜的根、茎、叶、花、果实和种子全都可以入药，具有清热祛暑、养血滋肝、和脾补胃、明目解毒之功效。临床用以治疗复发性口疮，疗效颇佳。苦瓜还可以晒干制成苦瓜片，用来泡水喝，既能清热解毒，还可以美容养颜。

忌：苦瓜性凉，过量食用容易伤害脾胃健康，所以体质偏寒、贫血以及肠胃功能不佳者要少食。现代研究还发现，苦瓜片中含有大量的奎宁，进入身体之后会收缩子宫，所以怀孕期间的女性要少食，以免出现流产现象。

健康小贴士	
性味	寒，苦
归经	心、肝、脾
降压特点	苦瓜苷降血糖
推荐用量	100～150g/d

黄金搭档

苦瓜+绿茶=明目减肥

苦瓜和绿茶一同饮用，有清热利尿、明目减肥的功效。

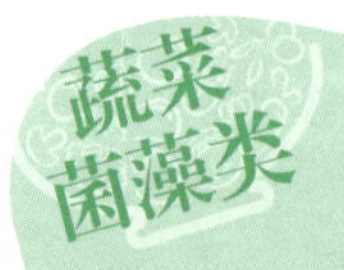

芦笋

——可扩张末梢血管

降压功效

研究发现，芦笋中含有一种天然血管紧张素转化酶抑制剂，能够扩张末梢血管。对于高血压患者来说，这种物质具有益肾脏和降血压的整体功效。

食用宜忌

宜：高血压病、高脂血症、癌症、动脉硬化患者宜食用；同时也是体质虚弱、气血不足、营养不良、贫血、肥胖和习惯性便秘者及肝功能不全、肾炎水肿、尿路结石者的首选。

忌：患有痛风者不宜多食。

黄金搭档

芦笋+百合=祛火止咳

百合有清心安神和养阴清热的作用，芦笋嫩茎中含有多种微量元素如硒、锰、铬等，芦笋炒百合食用，有祛火清肺、止咳的效果。

健康小贴士	
性味	凉，甘苦
归经	脾
降压特点	扩张血管
推荐用量	150～200g/d

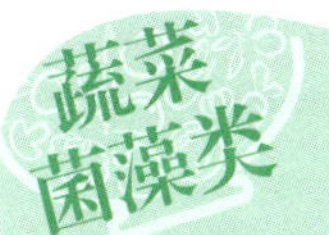

南瓜

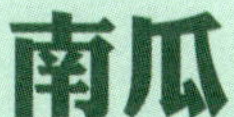

降压功效

南瓜含有铬、镁、有机锗等人体必需的微量和宏量元素，还含有β胡萝卜素，具有保护心血管系统、降血压、降血脂、降血糖的作用。南瓜中的甘露醇含量也很丰富，具有利尿的功效，可加速体内多余的钠排出，有益于降低血压。

食用宜忌

宜：具有补中益气、消炎止痛、解毒杀虫的功能，可用于气虚乏力、肋间神经痛、疟疾、痢疾、蛔虫、支气管哮喘、糖尿病等症。

忌：南瓜性温，素体胃热盛者少食；南瓜性偏壅滞，气滞中满者慎食。南瓜也属于发物，服用中药期间不宜食用。南瓜不可与羊肉同食，以免令人气壅。

黄金搭档

南瓜+百合=益气理血

南瓜、百合、粳米煮粥食用，香甜适口，有益气理血的功效。

健康小贴士	
性味	温，甘
归经	脾、胃
降压特点	利尿排钠
推荐用量	100～150g/d

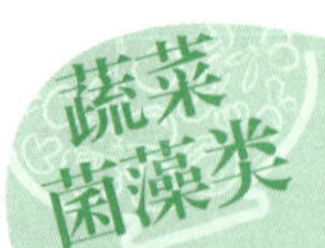

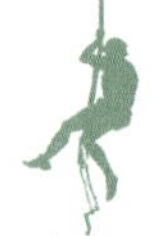

荠菜

——舒张血管、减弱心肌收缩力

降压功效

荠菜里含有大量的乙酰胆碱、谷甾醇、季铵化合物等，乙酰胆碱对人体的药理作用有舒张血管、减弱心肌收缩力、减慢心率、骨骼肌收缩等，使原本上升的血压恢复到正常状态。

食用宜忌

宜：荠菜中的荠菜酸，可以用于止血药剂，可医治吐血、尿血等病症；其所含的胡萝卜素，可防治很多眼疾；其富含的维生素C，可医治因为缺乏维生素C所引起的营养不良症。

忌：便清泄泻及阴虚火旺者不宜食用。患有疮疡、热感冒等病症者或体弱者不宜多食。

黄金搭档

荠菜+山楂=降压降脂

山楂酸甘，能软化血管、降血压、降血脂，荠菜和山楂榨汁饮用适用于高血压、高脂血症患者。

健康小贴士	
性味	凉，甘苦
归经	脾
降压特点	扩张血管
推荐用量	150 ~ 200g/d

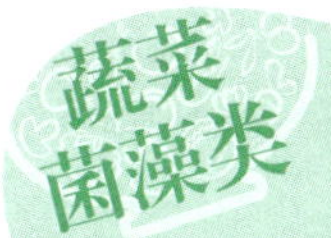

茄子

——保持及恢复毛细血管的正常弹性

降压功效

茄子特别是茄子皮中含有丰富的维生素P，这种物质有降低毛细血管通透性和脆性的作用，保持及恢复毛细血管的正常弹性，可用于防治高血压脑溢血、糖尿病视网膜出血和出血性紫癜等。

食用宜忌

宜：茄子具有清热、活血、止痛、消肿的功效，可用于治疗肠风下血、热毒疮痈、皮肤溃疡等症。

忌：由于茄子属于寒凉性质的蔬菜，消化不良、容易腹泻、脾胃虚寒、哮喘、便溏者不宜多吃。

黄金搭档

茄子+蒜泥=清热解暑

茄子蒸熟和蒜泥凉拌，可清热解暑，对于容易长痱子、生疮疖者，尤为适宜。

茄子+麻酱=减少白发

茄子蒸熟后用麻酱凉拌，有乌黑头发的效果，能延缓“少白头”的出现。

健康小贴士	
性味	寒，甘
归经	脾、肝、大肠
降压特点	维生素P丰富
推荐用量	100～150g/d

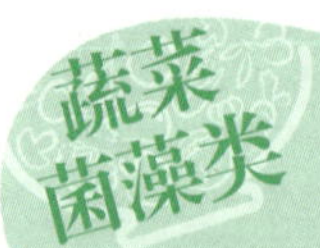

芹菜

——含酸性降压成分可有效降压

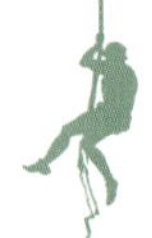

降压功效

药理研究表明，芹菜含酸性的降压成分，对兔、犬静脉注射有明显降压作用；血管灌流，可使血管扩张；用主动脉弓灌流法，它能对抗烟碱、山梗茶碱引起的升压反应，并可引起降压。临床对于原发性、妊娠性及更年期高血压均有效。

食用宜忌

宜：具有平肝、清热、祛风、利水、止血、解毒等功效，用于肝阳眩晕、风热头痛、咳嗽、黄疸、小便淋痛、尿血、崩漏、带下等症。

忌：芹菜不宜和虾、蟹、牡蛎等海鲜同食。脾胃虚寒、肠滑不固者、血压偏低者要慎食芹菜。

黄金搭档

芹菜+红枣=降压降脂

二者同食具有降低血压的效果。

芹菜+蜂蜜=清热利尿

同食可用于高血压病、高脂血症的辅助治疗，还可改善高血压引起的眩晕等。

健康小贴士	
性味	凉，甘
归经	肝、胃、肺
降压特点	含酸性降压成分
推荐用量	100～150g/d

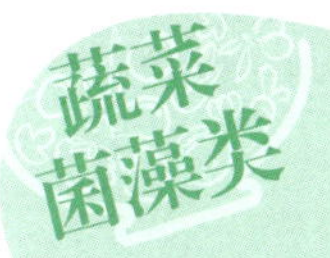

茼蒿

——挥发油、胆碱成分有助降血压

降压功效

茼蒿含有多种氨基酸，丰富的维生素，较高量的钠、钾等矿物盐，以及一种挥发性的精油和胆碱等物质，尤其对易水肿、血压不稳的患者有特别好的调理作用。

食用宜忌

宜：茼蒿具有调和脾胃、利小便、化痰止咳等功效，适合贫血、骨折、高血压、肺热咳嗽、黄痰、失眠多梦、夜尿频繁者作为辅助食物。

忌：胃虚泄泻者慎食。

黄金搭档

茼蒿+大蒜=杀菌利尿

蒜蓉茼蒿具有杀菌消炎、利尿降压的作用，可作为高血压、高血糖患者的辅助食材。

茼蒿+香菇=降脂降压

茼蒿和香菇清洗干净，茼蒿切段，香菇切片，两者放入热油锅中炒熟食用，具有清理肠胃、降脂降压的效果。

健康小贴士	
性味	平，辛、甘
归经	脾、胃
降压特点	挥发油降血压
推荐用量	150～200g/d

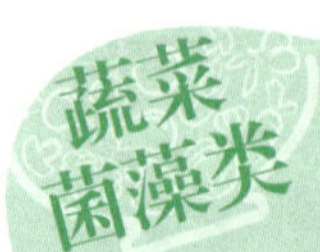

土豆

——排钠降压，降低脑卒中的发病率

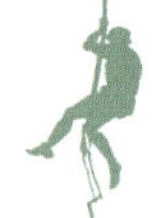

降压功效

土豆中含有丰富的钾，钾能促进血中钠盐的排出，有降压、利尿、消肿作用，对高血压、脑卒中、肾脏病有良好的辅助治疗作用。

食用宜忌

宜：土豆具有和胃健中、解毒消肿的功效，可以用来主治胃痛、痄腮、痈肿、湿疹、烫伤等。

忌：吃土豆要去皮吃，有芽眼的地方一定要挖去，以免中毒。

黄金搭档

土豆+牛肉=暖胃补脾

牛肉富含蛋白质，氨基酸组成比猪肉更接近人体需要，能提高机体抗病能力，对生长发育及术后、病后调养的人在补充失血、修复组织等方面特别适宜，土豆炖牛肉是最经典的搭配之一，可以补脾暖胃。

健康小贴士	
性味	平，甘
归经	胃、大肠
降压特点	钾含量丰富
推荐用量	150～200g/d

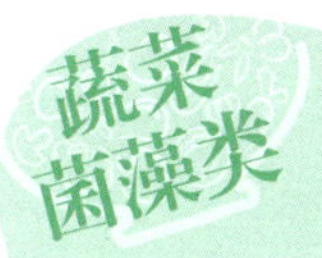

豌豆苗

——预防因便秘引发血压升高

降压功效

豌豆苗中富含膳食纤维，能促进大肠蠕动，保持大便通畅，起到清洁大肠的作用，可预防因便秘而引发的血压升高。另外，豌豆苗中的钾含量也比较丰富，可以起到调节血压的作用。

食用宜忌

宜：豌豆苗可防治便秘，有清肠的作用，可以分解亚硝酸胺，具有一定的防癌、抗癌作用，还有抗菌消炎、增强新陈代谢的功效。

忌：慢性结肠炎患者需慎食，因为豌豆苗中膳食纤维含量丰富，多吃会加重慢性结肠炎患者的腹泻、腹痛症状。另外，豌豆苗和醋同食，容易引起消化不良；豌豆苗也不宜和菠菜同食，会影响钙质吸收。

黄金搭档

✓ 豌豆苗+豆腐=补充蛋白质

同食补充钙质，适合高血压患者。

✓ 豌豆苗+蒜末=改善便秘

可以美容养颜、促进胃肠蠕动、减肥去脂、改善便秘并增强人体免疫力。

健康小贴士	
性味	平，甘
归经	脾、胃
降压特点	膳食纤维丰富
推荐用量	150～200g/d

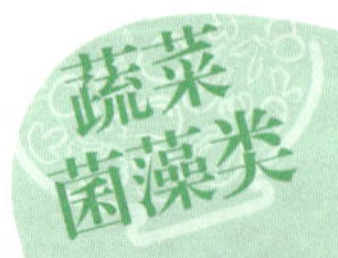

莴笋

——帮助稳定血压

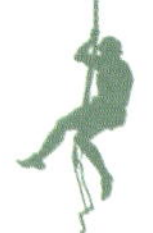

降压功效

莴笋为高钾低钠蔬菜，每100g莴笋含钾212mg。钾能使动脉扩张，降低外周血管阻力，促进尿钠排泄，降低心血管负担，使高血压患者的动脉壁增厚有所减轻，达到降低血压的目的。

食用宜忌

宜：食用莴笋能改善消化系统和肝脏功能，对抵御风湿性疾病和痛风有一定作用。莴笋所含的少量碘元素具有镇静作用，可消除紧张、帮助睡眠。莴笋内部的氟元素含量很高，可参与牙齿骨骼的生长。

忌：莴笋中含有刺激视神经的物质，患眼疾特别是夜盲症的人不宜食用；莴笋怕盐，烹调时少放盐。

黄金搭档

莴笋+鸡蛋=养心润肺

两者同食能增强心脏健康，滋润肺部。

莴笋+香菇=益气健身

两者同食利尿通便、降血脂、降血压。

健康小贴士	
性味	凉，甘
归经	大肠、胃
降压特点	高钾低钠降血压
推荐用量	200～300g/d

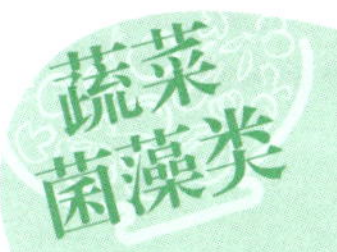

西蓝花

——丰富的类黄酮有助降血压

降压功效

西蓝花含有丰富的类黄酮，这种物质有助于降低血压和血脂，并延缓血糖的升高，同时对改善代谢综合征和减少血管内皮功能的损伤都有帮助。

食用宜忌

宜：西蓝花具有补肾填精、健脑壮骨、补脾和胃的功效，适合癌症、久病体虚、肢体痿软、耳鸣健忘、脾胃虚弱、小儿发育迟缓等人群食用。

忌：西蓝花常有残留的农药，还容易生菜虫，在烹调的时候可先将西蓝花放在盐水里浸泡几分钟，菜虫就跑出来了，且有利于去除残留农药。

黄金搭档

西蓝花+番茄=抗氧化

由于番茄所含的茄红素具有强大的抗氧化作用，西蓝花富含的植物化学物质则具有抗肿瘤的作用，搭配起来效果会更佳。

西蓝花+木耳=抗癌

两者同食，不但清爽可口、营养丰富，更是抗癌最佳搭配。

健康小贴士	
性味	平，甘
归经	脾、肾、胃
降压特点	类黄酮丰富
推荐用量	200～300g/d

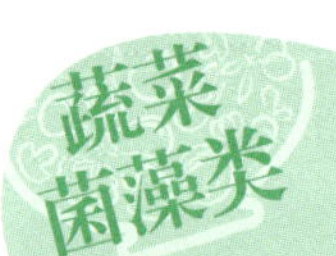

洋葱

——所含前列腺素A可软化血管

降压功效

洋葱含有前列腺素A，前列腺素A是一种较强的血管扩张剂，能够软化血管，降低血液黏稠度，增加冠状动脉血流量，促进引起血压升高的钠盐等物质的排泄，因此既能调节血脂，还有降压和预防血栓形成的作用。

食用宜忌

宜：洋葱营养丰富，且气味辛辣，能刺激胃、肠及消化腺分泌，增进食欲，促进消化，且洋葱不含脂肪，其精油中含有可降低胆固醇的含硫化合物的混合物，可用于消化不良、食欲不振、食积内停等症。

忌：洋葱辛温，一次不宜食之过多，以免引起“上火”。热病患者应慎食，有皮肤瘙痒性疾病、患有眼疾以及胃炎、肺炎患者也要少吃。另外，消化系统溃疡的患者、肠胃容易积气的人都不宜吃太多洋葱。

黄金搭档

✓ 洋葱+猪肉=化痰润燥

对高脂血症、糖尿病患者有益。

✓ 洋葱+鸡蛋=降糖降脂

有利于降低血脂和控制血糖。

健康小贴士	
性味	平，甘
归经	肺、胃、脾
降压特点	可扩张血管
推荐用量	200～300g/d

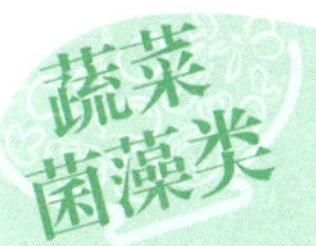

油菜

——富含钾和钙，对降压有好处

降压功效

油菜的维生素C含量超过普通水果，还含有较多胡萝卜素、叶酸、钾、维生素B_2、镁、膳食纤维等。尤其值得一提的是，油菜中的钙含量与牛奶大致相当。上述这些物质均有利于降低人体的血压。

食用宜忌

宜：油菜具有散血、消肿、解毒的功效，适宜产后瘀血腹痛、乳痈、丹毒、血痢、劳伤吐血等症。

忌：小儿麻疹、疮疥、狐臭、早孕期妇女不宜食用。吃剩下的熟油菜过夜后就不要再吃，以免造成亚硝酸盐沉积，易引发癌症。

黄金搭档

油菜+香菇=解毒消肿

具有宽肠通便、解毒消肿的作用，适宜于习惯性便秘、大便干结等症。

油菜+虾仁=提高免疫力

油菜虾仁可提高机体抗病能力，老年体弱的高血压患者可常食。

健康小贴士	
性味	温，辛
归经	肝、脾、肺
降压特点	钙钾含量丰富
推荐用量	150～200g/d

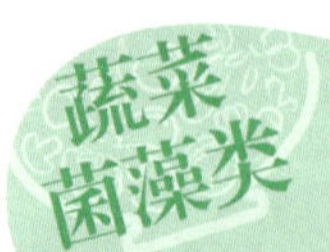

紫甘蓝

——调节电解质平衡进而稳定血压

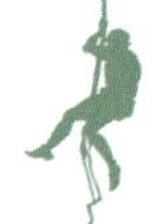

降压功效

紫甘蓝中的矿物质很丰富，如钾、钙、磷、铁、铜、镁、硒等。其中钾的含量最多，可以帮助调节身体电解质平衡，从而稳定血压。

食用宜忌

宜：紫甘蓝营养丰富，尤其是维生素C、维生素E以及花青素甙和纤维素，适合睡眠不佳、多梦易睡、耳目不聪、关节屈伸不利、胃脘疼痛、动脉硬化、胆结石症、肥胖等患者食用。

忌：脾胃虚寒、泄泻者不宜多食。

黄金搭档

紫甘蓝+木耳=补肾养胃

紫甘蓝和木耳凉拌或者烧制食用，具有补肾养胃、促进身体排便排毒的效果。

紫甘蓝+番茄=补铁养颜

紫甘蓝和番茄搭配来吃，可以补充维生素和铁元素，维持皮肤的健康，美容养颜。

健康小贴士	
性味	甘，平
归经	脾、胃
降压特点	矿物质丰富
推荐用量	100～200g/d

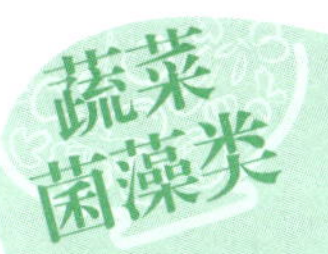

香菇

——预防血管硬化

降压功效

香菇中含有的香菇素能够溶解胆固醇，起到降血脂的作用，香菇中的酪氨酸、氧化酶，以及一些核酸物质可以起到降压的作用，也可以预防动脉粥样硬化、肝硬化等疾病。

食用宜忌

宜：香菇具有益气补虚、健脾胃的功效，适用于久病体虚、高血压、糖尿病、贫血、肿瘤等病症。近年来有研究证实，香菇中还含有干扰素诱导剂，可以诱导体内产生干扰素，具有预防感冒的作用。

忌：对菌类过敏者、脾胃虚者慎食。

黄金搭档

香菇+木瓜=降脂降压

木瓜中含有木瓜蛋白酶和脂肪酶，与香菇同食具有降压减脂的作用。

香菇+鸡腿=高蛋白

香菇配鸡腿对气血阴精不足所致的头晕目花、疲劳乏力、胃纳减少、失眠等有效。

健康小贴士	
性味	平，甘
归经	胃、肝
降压特点	含多种降压物质
推荐用量	80～150g/d

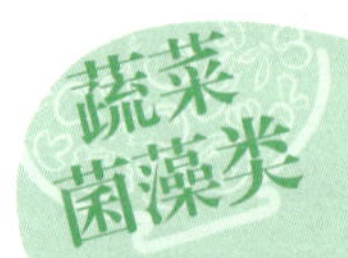

黑木耳

——降低血液中胆固醇含量

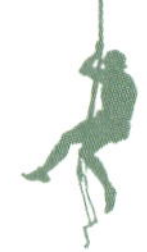

降压功效

黑木耳含有脂肪、蛋白质、维生素类及钙、磷、铁等元素，可使血小板凝集，降低血液中胆固醇的含量，软化血管，进而起降低血压的作用，可作为治疗高血压的辅助食物。

食用宜忌

宜：黑木耳中所含的蛋白质、脂肪、糖类，不仅是人体必需的营养成分，也是美容的物质基础。其胡萝卜素进入人体后，转变成维生素A，有润泽皮肤毛发的作用。卵磷脂在体内可使体内脂肪呈液质状态，有利于脂肪在体内完全消耗，带动体内脂肪运动，使脂肪分布合理，形体匀称。纤维素促进肠蠕动，促进脂肪排泄，有利于减肥。

忌：食用黑木耳的时候要注意其不宜与野鸡肉、田螺同食。腹泻患者、性功能低下者也不宜食用。

黄金搭档

黑木耳+白木耳=补肾健脑

双耳具有养阴润肺、补肾健脑的作用，适用于肾阴虚、血管硬化、高血压等。

健康小贴士	
性味	平，甘
归经	胃、大肠
降压特点	软化血管
推荐用量	100～150g/d

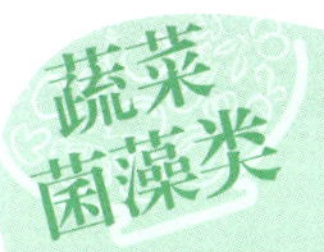

猴头菇

——利于血液循环，降胆固醇

降压功效

猴头菇含有丰富的不饱和脂肪酸，能降低血液胆固醇和甘油三酯含量，促进血压平稳。

食用宜忌

宜：猴头菇具有行气消食、健脾开胃、安神益智的功效，可用于积食不消、脘腹胀痛、脾虚食少、失眠多梦。

忌：对菌类食品过敏者慎用。

黄金搭档

猴头菇+排骨=健胃补钙

在炖排骨的时候，放入适量猴头菇一起炖煮食用，具有健胃补钙的效果。

猴头菇+鸡块=活血强筋

鸡肉有温中益气、补虚填精、健脾胃、活血脉、强筋骨的功效。猴头菇炖鸡汤营养丰富，适合体虚的患者冬日进补。

健康小贴士	
性味	平，甘
归经	脾、胃、心
降压特点	不饱和脂肪酸丰富
推荐用量	30～50g/d

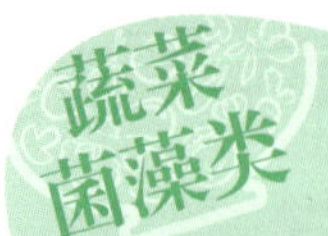

金针菇

——预防高血压并发心脑血管疾病

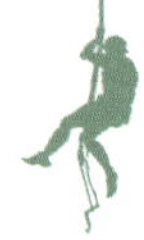

降压功效

金针菇所含的钾可抑制血压升高和降低胆固醇，防治心脑血管疾病；所含的膳食纤维可吸附胆酸，降低胆固醇，促使胃肠蠕动，从而降低血压。

食用宜忌

宜：金针菇既可焯熟凉拌，也可以与一些肉类搭配炖煮。适合营养不良、糖尿病、肥胖、高血压、高血脂、习惯性便秘等患者食用。

忌：金针菇性凉，脾胃虚寒者不宜多食。另外，金针菇不宜生吃，应在沸水中焯一下再烹调成各种熟食。

黄金搭档

金针菇+鸡块=补益气血

两者同食具有补益气血的效果，适宜体虚、气血不足的人经常食用。

金针菇+豆腐=控制血糖

金针菇和豆腐炒熟食用，具有控制血糖、减少脂肪的效果。

健康小贴士	
性味	凉，甘
归经	脾、大肠
降压特点	钾含量丰富
推荐用量	50～100g/d

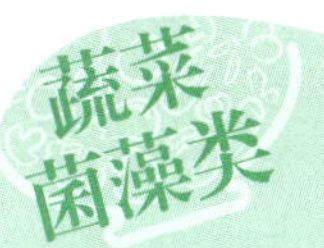

紫菜

——疏通和扩张血管

降压功效

紫菜中含有藻朊酸钠、锗、钾、钙等营养成分，有清热、利尿、排钠、降血脂的作用，能促使人体内的有害元素镉排出，疏通和扩张血管。高血压患者常食用紫菜，能有效防治缺碘性甲状腺肿、缺铁性贫血、骨质疏松及肾炎水肿等并发症。

食用宜忌

宜：紫菜是一种红藻类海生植物，能软坚散结、清热化痰、利尿。紫菜的1/3是食物纤维，保持肠道健康，将致癌物质排出体外，有利于预防大肠癌。紫菜中含有较丰富的胆碱，常吃紫菜对记忆衰退有改善作用。

忌：紫菜性寒，脾胃虚寒、腹痛便溏的人要忌食；身体虚弱的人食用时最好加些肉类来减低寒性。每次不能食用太多，以免引起腹胀、腹痛。

黄金搭档

紫菜+鸡蛋=补充营养

紫菜与鸡蛋同食可补充多种营养素。

紫菜+虾皮=补碘补钙

对缺铁性贫血、骨质疏松症有功效。

健康小贴士	
性味	寒，甘、咸
归经	肺
降压特点	营养素丰富
推荐用量	30～50g/d

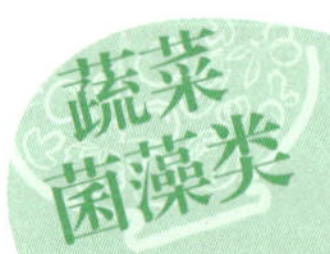

海带

——降压物质丰富的海产品

降压功效

研究显示，海带能有效降低自发性高血压大鼠的动脉收缩压，能温和、有效地降低高血压病患者的收缩压和舒张压，这可能与海带中所含的昆布氨酸和牛磺酸有关。研究还发现，海带单独使用即可降血压，如果配合常规降压药使用，可使药物减量或加强药物的作用。

食用宜忌

宜：海带含有丰富的钙和碘，可防治人体缺钙、缺碘。海带能显著降低胆固醇，对糖尿病合并高血压、动脉硬化有预防和辅助治疗作用。

忌：海带不宜多吃，如果食用海带时间较长，摄取的碘量较大，使机体含碘过多，会引起甲状腺肿大。甲亢（碘过盛型）的患者要忌吃海带，因海带含有较多的碘，会加重病情。

黄金搭档

海带+猪肉=滋阴润燥

海带配猪肉能起到滋阴润燥的作用。

海带+木耳=清理肠胃

同食可有效防止肠癌和便秘的发生。

健康小贴士	
性味	寒，咸
归经	肝、肺、肾
降压特点	可直接降血压
推荐用量	30～60g/d

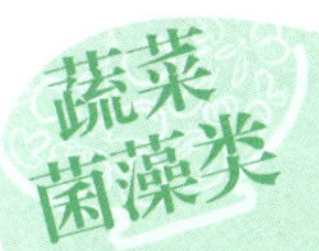

海蜇

——有助于血管舒张降低血压

降压功效

海蜇中含有蛋白质、脂肪、无机盐、钙、磷、铁、碘、维生素A、B族维生素等10多种营养物质，这些营养物均有降低血压的作用。中医临床选用古方“雪羹汤”来治疗高血压，方法是海蜇50g，荸荠4枚，煎汤饮服。

食用宜忌

宜：海蜇具有清热化痰、消积化滞、润肠通便的功效，适合急慢性支气管炎、咳嗽哮喘、痰多内稠、高血压、便秘、烦热口渴、癌症等人群。

忌：脾胃虚寒者慎食。

黄金搭档

海蜇+钩藤=降血压

海蜇250g，嫩钩藤20g。同煮为汤，每日早晚服食，具有降低血压的效果，可作为高血压患者的食疗方。

海蜇+冬瓜=润肠降压

海蜇和冬瓜做汤食用，具有清热、润肠、降低血压的作用。

健康小贴士	
性味	平，咸
归经	肝、肾
降压特点	营养素丰富
推荐用量	50～100g/d

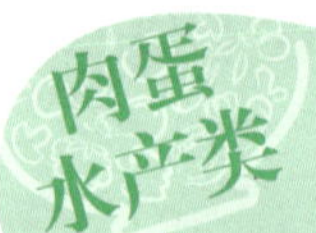

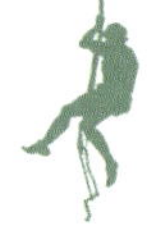

鸡蛋

——改善血液循环和血压状态

降压功效

研究发现，鸡蛋白中有一种缩氨酸，能够有效抑制一种叫作血管紧张素转化酶的物质，从而阻止血压升高。

食用宜忌

宜：鸡蛋中丰富的钙质对老年人的骨质疏松特别有效。用脑过度者、处在生长发育期的、生长旺盛的人群每天可吃两个鸡蛋。

忌：少吃煎鸡蛋，因为氨基酸在高温下能形成致癌的化学物质。另外，茶叶蛋也应少吃，因其需要反复熬煮，破坏了内部的营养。

黄金搭档

鸡蛋+桑叶=降压止血

鸡蛋与桑叶共煮汤具有清热解表、降压止血的功效，适合肝经郁热或风热外感，以头痛为主的高血压患者。

天麻+鸡蛋=降血压

天麻与鸡蛋同食，主治肝血不足、肝风内动、眩晕明显的高血压症。

健康小贴士	
性味	平，甘
归经	脾、肾、胃、大肠
降压特点	鸡蛋白降压
推荐用量	100 ~ 150g/d

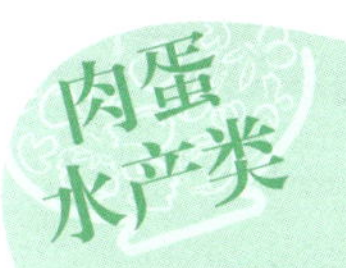

鸡肉

——胶原蛋白可改善血管弹性

降压功效

研究发现，鸡肉中所含的胶原蛋白有类似降血压药物ACE（血管紧张素转化酶）抑制剂的作用，有助于改善血管弹性、降低血压。

食用宜忌

宜：鸡肉具有温中益气、补精、填髓功效。主治虚劳羸瘦、病后体虚、食少纳呆、反胃、腹泻下痢、消渴、小便频数、崩漏带下等。

忌：鸡尾部有个凸起的实质体，位于肛门内侧的上方，称为法氏囊，是储存各种病菌及癌细胞的集中营，不宜食用。

黄金搭档

鸡肉+香菇=提高免疫力

香菇炖鸡汤中含有丰富的钙质、维生素、胡萝卜素和各种人体需要的营养成分，食用后可提高人体的免疫力。

鸡肉+栗子=补肾养虚

栗子与鸡肉搭配，可补肾虚、益脾胃，适合于肾虚患者食用，也是健康人强身补体的最佳食物之一。

健康小贴士	
性味	平，甘
归经	脾、肾、肝
降压特点	胶原蛋白降血压
推荐用量	100～150g/d

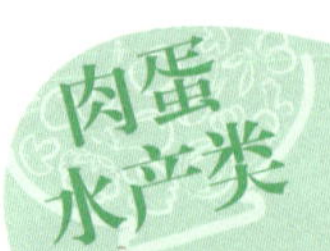

牛肉

——镁钾含量丰富

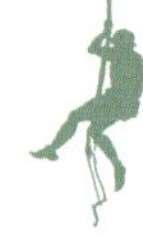

降压功效

牛肉属于高钾低钠食品，适宜高血压人群适量食用，还提高蛋白质的摄入量。牛肉含有镁、锌元素，镁有助于保护血管。

食用宜忌

宜：牛肉治虚损羸瘦、消渴、脾弱不运、痞积、水肿、腰膝酸软。牛肉中的肌氨酸含量比大多数食品都高，它对增长肌肉、增强力量特别有效。牛肉含有丰富的维生素B_6，有助于增强人体免疫力。

忌：湿疹、疮毒、瘙痒、肝肾炎患者慎食。牛肉不宜与橄榄、田螺、鱿鱼、红糖、栗子同时食用，以免降低各自的营养价值。

黄金搭档

牛肉+洋葱=降脂降压

具有降低血压的功效，为高血压、高血脂患者的理想辅助食品。

牛肉+当归+黄芪=降低血压

具有养气血、防治高血压的功效，主治身体虚弱或妊娠高血压。

健康小贴士	
性味	平，甘
归经	脾、胃
降压特点	镁、钾含量丰富
推荐用量	150～200g/d

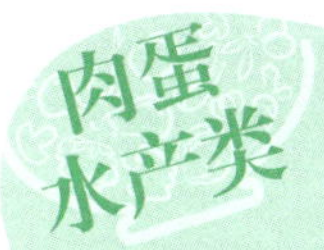

鸭肉

——缓解血压升高引起的头晕目眩等症状

降压功效

鸭肉中的钾能有效对抗钠的升压作用，维持血压的稳定。另外，鸭肉有清热润燥的功效，能缓解血压升高引起的头晕目眩等症状。

食用宜忌

宜：鸭肉有滋补、养胃、补肾、除骨蒸痨热、消水肿、止热痢、止咳化痰等作用。凡体内有热的人适宜食鸭肉，体质虚弱、食欲不振、发热、大便干燥和水肿的人食之更为有益。

忌：鸭肉不宜与兔肉、甲鱼、大蒜同食。胃部冷痛、腹泻、腰痛及寒性痛经以及肥胖、动脉硬化、慢性肠炎者不宜多食鸭肉。

黄金搭档

鸭肉+山药=滋阴补肺

鸭肉既可补充人体水分又可补阴，并可消热止咳。山药的补阴功能更强，与鸭肉伴食，可消除油腻，还可起到滋阴补肺的作用。

健康小贴士	
性味	甘，咸
归经	脾、肺、胃
降压特点	清热润燥
推荐用量	150～200g/d

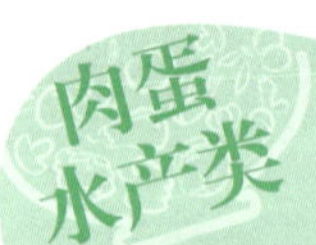

甲鱼

——保护和软化血管

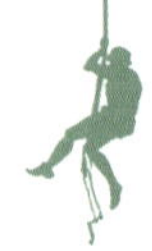

降压功效

现代医学研究表明，甲鱼肉中含有一种抗人体血管衰老的重要物质，常食可以降低胆固醇，对高血压、冠心病患者有益。

食用宜忌

宜：有滋阴凉血、补益调中、补肾健骨、散结的功效，适合体质虚弱、营养不良、肝肾阴虚、高血脂、动脉硬化、肝脾肿大、糖尿病、肾炎水肿、肺结核、干燥综合征者。

忌：食欲不振、孕妇、产后虚寒、脾胃虚弱者慎食。甲鱼不宜与桃子、鸡蛋、猪肉、兔肉、薄荷、芹菜、鸭蛋、鸭肉、芥末、鸡肉、黄鳝、蟹一同食用。

黄金搭档

甲鱼+香菇=增强机体活力

用香菇炖甲鱼，不仅可除甲鱼肉腥，增加香气，而且能增强养生功效，滋阴调中，增强机体活力，延缓衰老。

健康小贴士	
性味	平，甘
归经	肝
降压特点	抵抗血管衰老
推荐用量	100～150g/d

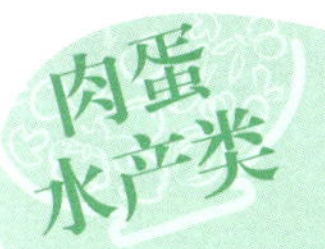

牡蛎

——提高机体免疫力

降压功效

牡蛎含有多种氨基酸、B族维生素、牛磺酸和钙、磷、铁、锌等营养成分，常吃可以提高机体免疫力，防治高血压、高血脂。

食用宜忌

宜：牡蛎肉具有抑制血小板凝聚、补钙、补充氨基酸的功效，特别是其中所含丰富的牛磺酸有明显的保肝利胆作用。

忌：牡蛎不宜与膳食纤维含量高的蔬菜和糖类一起烹调或食用，以免影响营养价值。食牡蛎的时候，不宜饮啤酒，以免引起痛风。

黄金搭档

牡蛎+大蒜=补充多种氨基酸

将蒜末和辣椒在锅内添加少许油炒熟，然后放在牡蛎上面，蒸熟或烤熟。这道常见的“蒜蓉牡蛎”能够补充人体必需的多种氨基酸，提高机体免疫力。

健康小贴士	
性味	微寒，咸
归经	肝、肾
降压特点	氨基酸丰富
推荐用量	150～200g/d

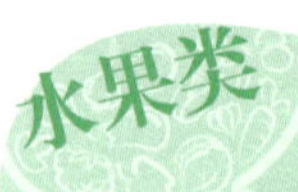

红枣

——能保护人体毛细血管通畅

降压功效

红枣中含有一种叫芦丁的物质，具有保护毛细血管通畅、防止血管壁脆性增加的功能，对高血压、动脉粥样硬化等病有疗效。

食用宜忌

宜：红枣具有补脾和胃、益气生津、调营卫、解药毒的功效，适用于胃虚食少、脾弱便溏、气血津液不足、营卫不和、心悸怔忡者。

忌：凡有湿痰、积滞、齿病、虫病者不宜食用。红枣不宜和黄瓜或萝卜一起食用，因为萝卜有抗热血酸酶，黄瓜含有维生素分解酶，这两种成分都会破坏红枣中的维生素。

黄金搭档

红枣+银耳=止咳润肺

同食有清咽利喉、止咳润肺的作用。

红枣+莲子+小米=提高睡眠

用适量红枣、莲子、百合与小米煮粥食用，可更好地发挥红枣安神的效用，具有改善睡眠的作用。

健康小贴士	
性味	甘，温
归经	脾、胃
降压特点	芦丁保护血管
推荐用量	50～100g/d

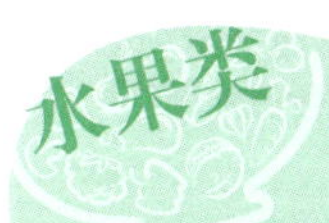

橘子

——富含维生素C、钾等降压营养素

降压功效

橘子含大量维生素C、葡萄糖、钾、钙、芦丁等多种降压营养素，可保持血管正常弹性和密度。特别是对慢性肝炎引起的高血压，橘子可以提高肝脏解毒作用，加速胆固醇转化，防止动脉硬化。

食用宜忌

宜：橘子具有润肺、止咳、化痰、健脾、开胃、顺气、止渴的功效，是急慢性支气管炎以及心血管病患者皆可食的上乘果品。此外，橘子对于口中干渴、肺热咳嗽及饮酒过度有明显的缓解作用。

忌：橘子不宜多食，糖尿病患者在食用橘子后要减少主食的摄入量。胃溃疡、泌尿结石、风寒咳嗽者也不宜多食。吃橘子的时候最好不要剥掉橘子瓣外的白色经络，因为里面含有芦丁成分，它能使人的血管保持弹性。

黄金搭档

橘子+生姜=润肺驱寒

用橘子和适量生姜榨汁饮用，具有驱寒润肺的效果，可用来预防感冒。

健康小贴士	
性味	甘、酸，温
归经	肝、脾
降压特点	富含降压营养素
推荐用量	200～300g/d

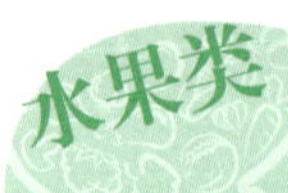

蓝莓

——所含花青素有助降压

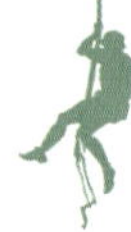

降压功效

蓝莓中富含花青素，每百克蓝莓鲜果中花青苷色素含量高160mg，这种物质具有降低血压的功效。更有研究发现，有规律地食用蓝莓能够减缓个体从高血压前期向高血压发展的进程，从而可以有效降低心血管疾病的风险。

食用宜忌

宜：蓝莓果实中含有丰富的营养成分，属高氨基酸、高锌、高钙、高铁、高铜、高维生素的营养保健果品。它不仅具有良好的营养保健作用，还具有防止脑神经老化、强心、抗癌、软化血管、增强人体免疫等功能。

忌：腹泻、血糖高者不宜食用。

黄金搭档

✓ 沙棘+蓝莓=调节肠胃

沙棘和蓝莓具有开胃的作用，将沙棘和蓝莓榨汁饮用，可调节肠胃紊乱，增强食欲。

健康小贴士	
性味	平，甘
归经	肝、胃、脾
降压特点	花青素降血压
推荐用量	100～150g/d

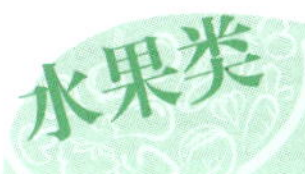

猕猴桃

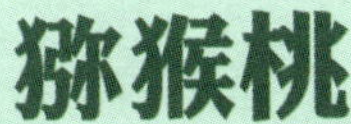

降压功效

猕猴桃含有丰富的维生素C、钾以及抗氧化物质，有助于降低血液中的胆固醇水平，起到扩张血管和降低血压的作用。还有研究指出，每天吃3个猕猴桃可以降低高血压，其效果比吃苹果更显著。所以，对于高血压患者来说，在服用降压药的同时，猕猴桃可作为很好的降压辅助水果。

食用宜忌

宜：猕猴桃的全果或汁具有清热利水、散瘀活血、补钙、美容、抗炎消肿、降低血压、降低胆固醇的效果，适用于高血压、冠心病、动脉硬化、眼睛疲劳、皮肤粗糙者。

忌：体质过敏、脾胃虚寒者不宜食用。猕猴桃不宜空腹食用，也不宜与牛奶同时食用。月经过多及先兆流产的患者则应忌食。

黄金搭档

猕猴桃+红枣=保护肝脏

两者同食具有保护肝脏的功效。

健康小贴士	
性味	寒，甘酸
归经	胃、肝、肾
降压特点	降低胆固醇
推荐用量	100 ~ 150g/d

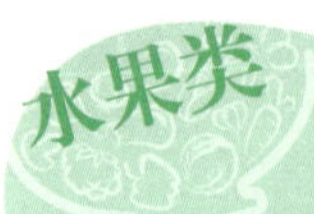

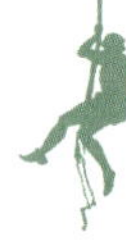

苹果

——调节人体钠离子摄取量

降压功效

苹果中含有丰富的钾，它既能扩张血管，又可调节引发高血压的钠离子摄取量，可起到预防高血压的作用；苹果中的果胶，可以促进胆固醇代谢，防止血管硬化；苹果还含有类黄酮，可以减少冠心病的发生和诱发心脏病的概率。

食用宜忌

宜：一般人群都可食用苹果，也适合慢性胃炎、消化不良、慢性腹泻、神经性结肠炎、便秘、高血压、高血脂、肥胖、癌症、贫血等人群食用。食用苹果的时候，最好在两餐之间，这样既可补充身体、大脑所需的水分和营养，又不至于影响正餐。

忌：苹果不宜与鹅肉、白萝卜、沙丁鱼、紫甘蓝、芦荟、番茄等同时食用，以免降低营养价值。

黄金搭档

苹果+芹菜=排毒养颜

苹果和芹菜榨汁饮用，有改善便秘、排毒养颜、瘦身美肤的效果。

健康小贴士	
性味	甘、酸，平
归经	脾、肺
降压特点	降压物质丰富
推荐用量	200～300g/d

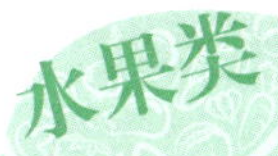

桑葚

——促进人体排钠，避免胆固醇沉积

降压功效

桑葚中含有丰富的白藜芦醇，它是一种有效的抗氧化剂，能抑制低密度脂蛋白的脂质过氧化反应，防止低密度脂蛋白氧化产生的细胞毒素，从而保护细胞的脂质过氧化。桑葚还含鞣酸、脂肪酸、苹果酸等营养物质，能帮助脂肪、蛋白质、淀粉消化吸收，健脾胃，增强肠蠕动，促进多余钠的排出，避免体内胆固醇的沉积，达到稳定血压的目的。

食用宜忌

宜：桑葚有改善皮肤的血液供应、营养肌肤、明目的效果。此外，它可以促进血红细胞的生长，防止白细胞减少，并对治疗糖尿病、贫血、高血压、高脂血症、冠心病、神经衰弱等病症具有辅助功效。

忌：桑葚性寒，体质偏于虚寒的人不适合大量食用，可饭后少量食用。桑葚含糖量高，高血糖患者也不宜多食。

黄金搭档

✓ 桑葚+糯米=滋补肝肾

将桑葚、糯米一起煮粥食用，具有滋补肝肾、养血明目的效果。

健康小贴士	
性味	寒，甘
归经	心、肝、肾
降压特点	促进人体排钠
推荐用量	50～100g/d

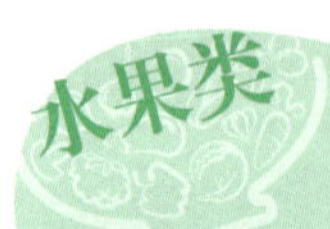

山楂

——可舒张血管、加强和调节心肌

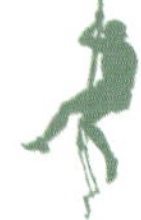

降压功效

山楂富含多种有机酸、维生素、矿物质及山楂素等有益成分，能帮助清除体内的多余脂肪，舒张血管，加强和调节心肌，降低血清胆固醇和降低血压。山楂中还含有槲皮苷，它有扩张血管、促进气管纤毛运动、排痰平喘的功能，所以山楂也可以作为预防心血管疾病的辅助水果。

食用宜忌

宜：开胃消食、化滞消积、活血散瘀、化痰行气。用于肉食滞积、症瘕积聚、腹胀痞满、瘀阻腹痛、痰饮、泄泻、肠风下血等。

忌：糖尿病患者吃山楂，每日推荐量以不超过100g为宜，并应于两餐之间进食，或将山楂泡水后饮用山楂水。胃动力障碍明显或伴有胃炎、胃溃疡、胃食管反流症的患者不宜大量进食山楂。山楂能刺激子宫收缩，可诱发流产，故怀孕妇女不宜食用。

黄金搭档

山楂+杏仁+糯米=预防心血管疾病

同食具有增强心肌收缩力、降低心肌耗氧量、强心和预防心绞痛的作用。

健康小贴士	
性味	酸、甘，微温
归经	脾、胃、肝
降压特点	舒张血管
推荐用量	30～60g/d

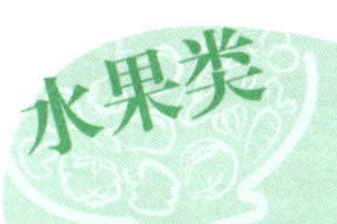

柿子

——有软化血管的作用

降压功效

柿子含有丰富的蔗糖、果糖、葡萄糖等碳水化合物，同时含有蛋白质、维生素C、钙、磷等营养成分。有研究表明，柿子中含有单宁、黄酮甙等成分有软化血管的作用，可帮助改善血管功能，对预防高血压、动脉硬化等皆有帮助。另外，柿子富含的果胶是水溶性的膳食纤维，有良好的润肠通便作用。

食用宜忌

宜：柿蒂、柿霜、柿叶均可入药。熟柿子具有清热去燥、润肺化痰、健脾的功效，而生柿子捣烂用于外敷则有止血、消炎杀菌的功效。

忌：柿子不宜空腹食用，糖尿病患者不宜多食。患有胆囊炎、胆结石，或平时消化功能较弱，有慢性胃炎、消化性溃疡、溃疡性结肠炎的人群更要适可而止。

黄金搭档

柿子+川贝=润肺止咳

同食具有清热润肺的效果，可缓解冬季干咳不止的症状。

健康小贴士	
性味	寒，甘、涩
归经	心、肺、大肠
降压特点	可软化血管
推荐用量	50～100g/d

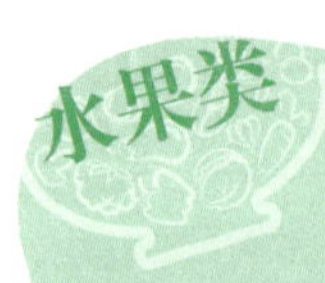

乌梅

——降压、清热生津

降压功效

乌梅含有苹果酸、柠檬酸、维生素E、维生素C、磷等，有健脾和胃、补养肝肾的效果。乌梅所含的苹果酸把适量的水分导引到大肠，有消除便秘的作用，同时能加速体内多余钠的排出，达到降低血压的目的。

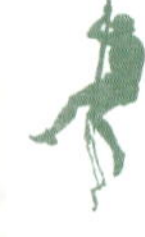

食用宜忌

宜：现代药理研究发现乌梅有良好的抗菌、抗真菌的作用，乌梅可治久咳、虚热烦渴、久疟、久泻、痢疾、便血、尿血、血崩、呕吐、钩虫病等，多用于细菌性痢疾及胆道蛔虫的治疗。

忌：乌梅不可多食，否则会损齿、伤骨、蚀脾胃、令人发热。忌与猪肉同食。妇女正常月经期以及产前产后忌食。

黄金搭档

乌梅+生姜+绿茶=清热生津

将生姜10g、乌梅肉30g切碎，和绿茶6g放入保温杯中，以沸水冲泡。该茶饮能清热生津、止痢消食，用于夏季各种饮食不洁或不节引起的腹泻、痢疾等。

健康小贴士	
性味	温，酸
归经	肝、脾、肺
降压特点	苹果酸丰富
推荐用量	30～60g/d

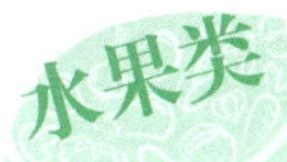

西瓜

——促进全身血液循环畅通

降压功效

西瓜中含有抗高血压成分瓜氨酸，瓜氨酸在人体内变为精氨酸，然后在血管内皮细胞中的一氧化氮合酶催化下转变为血管扩张剂一氧化氮，促进全身血液循环畅通。西瓜中含有大量水分，具有解渴利尿作用，所以常吃西瓜可以起到辅助降压的作用。

食用宜忌

宜：中医认为西瓜可以止渴除燥、利尿补益、消食健脾、镇静安神、清热解暑、解酒毒、治喉痹，特别是炎热的夏日，西瓜对肾炎、便秘、高血压、红眼病、牙周炎、高烧惊厥等疾病有着良好的防治作用。

忌：糖尿病患者不能大量吃西瓜，在血糖控制稳定的情况下，两餐之间吃100～200g西瓜，对血糖影响不大。

黄金搭档

西瓜+番茄=利水消肿

西瓜和番茄榨汁饮用，可以将两者的营养很好地利用起来，具有减肥瘦身、利水消肿、缓解盛夏湿热的效果。

健康小贴士	
性味	甘、淡，寒
归经	心、胃、肺、肾
降压特点	瓜氨酸可降压
推荐用量	100～200g/d

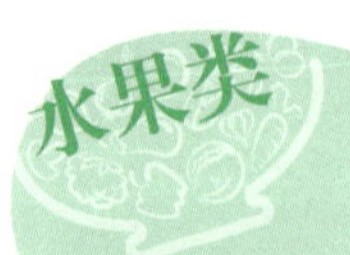

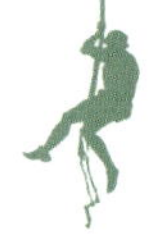

香蕉

——高钾含量对抗钠离子过多

降压功效

香蕉富含钾，能排除体内多余的盐分，并有助于扩张血管、降低血压。此外，香蕉中富含的镁元素也对血压有调控作用。有研究发现，如果每日摄入368mg镁元素，持续3个月，总体收缩压就会降低2mmHg，舒张压降低1.78mmHg。

食用宜忌

宜：香蕉具有清热、通便、解酒、降血压、抗癌的效果，适合口干烦渴、肺结核、便秘、痔疮、高血压、冠心病、动脉硬化、癌症、食道溃疡者。

忌：拉肚子、慢性结肠炎、糖尿病患者不宜多食。

黄金搭档

香蕉+火龙果=改善便秘

火龙果含有一般植物少有的植物性白蛋白及花青素、丰富的维生素和水溶性膳食纤维，和香蕉搭配食用，具有改善便秘的效果。

健康小贴士	
性味	寒，甘
归经	肺、大肠
降压特点	排除多余盐分
推荐用量	200～300g/d

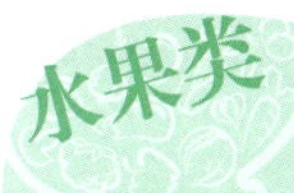

柠檬

——对改善高血压和预防心肌梗死有益

降压功效

柠檬富含维生素C和维生素P，能增强血管弹性和韧性，可预防和治疗高血压和心肌梗死症状。

食用宜忌

宜：柠檬富含维生素C、维生素B_1、维生素B_2、柠檬酸、苹果酸、橙皮苷、柚皮苷、香豆精等，对人体十分有益。其有抗氧化、抗衰老、抗癌防癌、预防和治疗坏血病、促进钙吸收、促进胶原合成、促进肠道蠕动、加快排便等作用。

忌：柠檬富含果酸，所以不宜多食。痰多、伤风感冒、胃寒气滞、腹部胀满者不宜食用。制作柠檬水时，最好选择新鲜柠檬，因干柠檬的香气和维生素C等成分都有一定损失。

黄金搭档

柠檬+菊花=清肝明目

菊花具有散风清热、清肝明目、解毒消炎的作用；柠檬含有丰富的维生素C等营养物质，具有化痰消炎、清肝明目的效果。

健康小贴士	
性味	酸、甘，凉
归经	胃、肺
降压特点	黄酮类物质丰富
推荐用量	50～100g/d

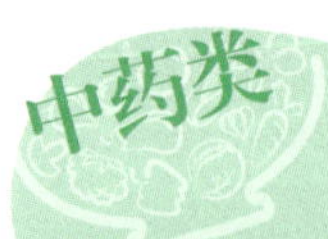

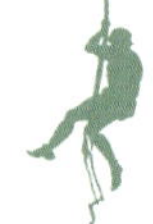

车前子

——利尿降血压

降压功效

车前子有显著利尿作用，有一定的降血压作用。还能促进呼吸道黏液分泌，稀释痰液，故有祛痰作用，对各种杆菌和葡萄球菌均有抑制作用。

传统功用

车前子善清肝热而明目，故治目赤涩痛，可单用泡水内服，或与菊花、决明子等同用；若肝肾阴亏，两目昏花，则配熟地黄、菟丝子等养肝明目药。

鉴别用药

以颗粒大、呈三角状长圆形、色泽为黑或黄棕色、饱满、遇水黏滑者为佳。

对症调理药膳方

车前子茶

车前子30g，白茅根50g。水煎代茶饮。主治高血压、慢性肝炎水肿等。

健康小贴士	
性味	微寒，甘
归经	肝、肾、肺、小肠
功效	平肝明目，利尿通淋，渗湿止泻，清肺祛痰

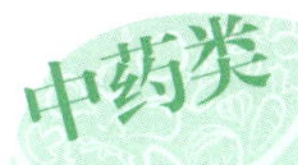

川芎

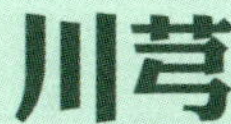

——增加冠状动脉血流量

降压功效

川芎所含的生物碱——川芎嗪，能扩张冠状动脉，增加冠状动脉血流量，改善心肌的血氧供应，并降低心肌的耗氧量；还能降低血小板表面活性，抑制血小板凝集，预防血栓的形成。

传统功用

用于脑血管栓塞、偏头痛、脑外伤失语、动脉粥样硬化、冠心病、心力衰竭、肺气肿、肝硬化、肩周炎、痛经、闭经等症。

鉴别用药

以肥硕饱满、质地坚实不易折断、表面皱缩、外皮黄褐、断面呈黄白色、气味清香有油性者为佳。

对症调理药膳方

调气和血汤（周仲瑛教授经验方）

川芎、怀牛膝、生槐米、广地龙各10g，大蓟15g，丹参、天仙藤各12g、代赭石25g。每日1剂，水煎2次分服，治高血压。

健康小贴士	
性味	温，辛
归经	肝、胆、心包经
功效	活血行气，祛风止痛

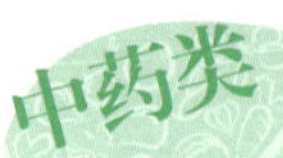

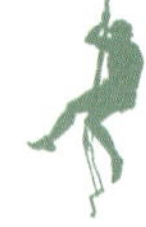

杜仲

——提取物及煎剂有持久降压作用

降压功效

药理研究发现，本品含杜仲胶、杜仲苷、松脂醇二葡萄糖苷、桃叶珊瑚苷、鞣质、黄酮类化合物等。杜仲的提取物及煎剂对动物有降压作用。

传统功用

可安胎、补精血、补肝肾、强筋骨。用于慢性关节疾病、骨结核、痛经、功能失调性子宫出血、慢性盆腔炎等疾病。

鉴别用药

质脆，易折断，断面有细密银白色富弹性的胶丝相连，一般可拉至1cm以上才断。气微，味稍苦，嚼之有胶状感。以皮厚、块大、去净粗皮、内表面暗紫色、断面丝多者为佳。

对症调理药膳方

白芍杜仲汤

生杜仲、生白芍、夏枯草各15g，生黄芩6g。水煎5min。早晚各服1次。主治单纯性高血压头晕。

健康小贴士	
性味	温，甘
归经	肝、肾
功效	补肝肾，强筋骨，安胎

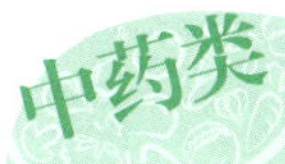

葛根

——直接扩张血管，使外周阻力下降

降压功效

葛根能直接扩张血管，使外周阻力下降，而有明显降压作用，能较好缓解高血压患者的“项紧”症状。

传统功用

葛根可生津、止渴、透疹、降血糖、解肌退热、升阳止泻。用于外感发热头痛、项背强痛、口渴、消渴、麻疹不透、热痢、高血压颈部强痛。

鉴别用药

横切面可见由纤维形成的浅棕色同心性环纹，纵切面可见由纤维形成的数条纵纹。体重，质硬，富粉性。以块大、质坚实、色白、粉性足、纤维少者为佳。

对症调理药膳方

葛根茶

葛根若干，用开水冲泡当茶饮。对因高血压引起的头痛、眩晕、耳鸣及腰酸腿痛等症状有较好的缓解功效。

健康小贴士	
性味	凉，甘、辛
归经	脾、胃
功效	解肌退热，生津止渴，升阳止泻

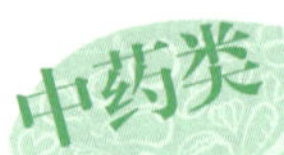

钩藤

——多种吲哚类生物碱降血压

降压功效

钩藤含多种吲哚类生物碱，主要有钩藤碱、异钩藤碱、柯诺辛因碱、异柯诺辛因碱、柯楠因碱、二氢柯楠因碱，尚含黄酮类化合物、儿茶素类化合物等。钩藤、钩藤总碱及钩藤碱，对各种动物的正常血压和高血压都具有降压作用。

传统功用

可清热、定惊、降血压、祛风湿、平肝息风；用于小儿惊痫、成人血压偏高、头晕目眩、妇人子痫、小儿夜啼等症。

鉴别用药

质坚韧，断面黄棕色，皮部纤维性，髓部黄白色或中空。无臭，味淡。

对症调理药膳方

西瓜钩藤茶

西瓜皮、钩藤各30g。将西瓜皮、钩藤洗净，放入锅内，加水煎煮取汁，代茶饮。可清热解暑、利尿、平肝降压。

健康小贴士	
性味	凉，甘
归经	肝、心
功效	清热平肝，息风定惊

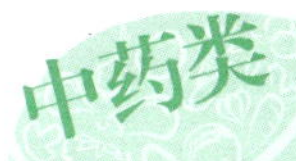

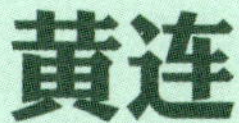

黄连

——所含小檗碱能明显降低血压

降压功效

本品主含小檗碱、黄连碱、甲基黄连碱、掌叶防己碱、非洲防己碱、依米丁等多种生物碱，并含黄柏酮、黄柏内酯等，是降压作用的主要成分。

传统功用

可泻火、燥湿、清热、解毒、杀虫；用于湿热痞满、呕吐吞酸、泻痢、黄疸、高热神昏、心火亢盛、心烦不寐等症；治疗血热吐衄、目赤、牙痛、消渴、痈肿疔疮等症。

鉴别用药

一般以条粗长、连珠形、质坚实、断面黄、有菊花心者为佳。

对症调理药膳方

三黄汤

大黄2g，黄连1g，黄芩1g。每日1剂，水煎3次，分服。主治高血压病，证见血压上升、头晕眼花、烦躁不安、心悸易惊、便秘。

健康小贴士	
性味	寒，苦
归经	心、脾、胃、胆
功效	清热燥湿，泻火解毒

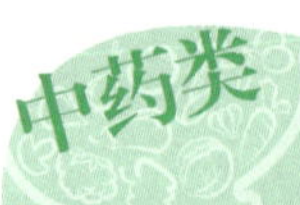

黄芪

——对血压有双向调节作用

降压功效

黄芪的降压成分为γ-氨基丁酸和黄芪皂苷甲。但其对血压有一定的双向调节作用。其降压作用主要为直接扩张外周血管，降低外周阻力的结果。

传统功用

用于脾胃气虚引起的倦怠无力、食欲不振、大便溏薄；肺虚咳喘、气短以及反复感冒；气虚导致的水肿、小便不利等症。

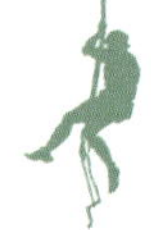

鉴别用药

以条粗长、断面色黄白、味甜、有粉性者为佳。

对症调理药膳方

决明降压汤

石决明24g，黄芪、当归、牛膝、生牡蛎、白芍、玄参、桑枝、磁石、补骨脂、牡丹皮、乌药、独活各6g。将其煎液加温水适量，入浴盆足浴，每次1h，每日1次，每次1剂，连续7～10剂。主治高血压头晕头痛等。

健康小贴士	
性味	微温，甘
归经	脾、肺
功效	健脾补中，升阳举陷，益卫固表，利尿，托毒生肌

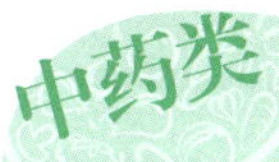

菊花

——扩张冠状动脉，增加冠脉血流量

降压功效

药理研究表明，菊花制剂有扩张冠状动脉，增加冠脉血流量，提高心肌耗氧量的作用。并具有降压、缩短凝血时间、解热、抗炎、镇静作用。

传统功用

用于风热感冒、头痛眩晕、耳鸣、目赤肿痛、眼花目昏、心胸烦热、疔疮、肿毒、结膜炎、乳腺炎、高血压等症。

鉴别用药

菊花气清香，味甘，微苦。以花朵完整、颜色鲜艳、气清香、少梗叶者为佳。

对症调理药膳方

菊花茶

苏杭一带所生的大白菊或小白菊，每次用3g。泡茶饮用，每日3次。平肝明目、清热解毒。对高血压、动脉硬化患者有显著疗效。

健康小贴士	
性味	微寒，辛、甘、苦
归经	肺、肝
功效	疏散风热，平抑肝阳，清肝明目，清热解毒

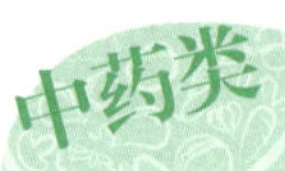

决明子

——有效降压物丰富

降压功效

现代药理研究表明，决明子主含大黄酸、大黄素、芦荟大黄素、决明子素、橙黄决明子素、决明素等蒽醌类物质，此外，尚含甾醇、脂肪酸、糖类、蛋白质等。决明子的水浸液、醇-水浸液，醇浸液对麻醉犬、猫、兔等皆有降压作用，适宜肝阳上亢型高血压患者。

传统功用

用于头痛、眩晕、目赤涩痛、目暗不明、急性眼结膜炎、角膜溃疡等症，可治疗视物不清、青光眼、大便秘结、痈疖疮疡、脚气病等症。

鉴别用药

外观为马蹄形小颗粒，以颗粒均匀、饱满、黄褐色者为佳。应密封保存，置于干燥通风的地方，且须防鼠食及虫蛀。

对症调理药膳方

决明子茶

取决明子15～20g，每日泡水代茶饮用。经常饮用有治疗高血压之效。

健康小贴士	
性味	微寒，甘、苦、咸
归经	肝、大肠
功效	清热明目，润肠通便

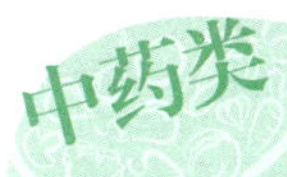

莲子

——扩张外周血管，降低血压

降压功效

莲子心含莲心碱、异莲心碱等，可释放组胺，使外周血管扩张，进而降低血压。近年来临床上治疗高血压头重、心烦，常用莲子心煎汤代茶饮。

传统功用

可清心、解热、止血、涩精。用于心烦、口渴、吐血、遗精、目赤肿痛、烦躁失眠等症。

鉴别用药

莲子心质脆，易折断，断面有多数小孔。以个大、色青绿、未经煮者为佳。

对症调理药膳方

莲肉粥（《太平圣惠方》）

莲子粉15g，粳米30g，红糖适量，水煎煮。主治高血压及脾虚泄泻、肾虚不固、遗精、尿频及带下、心悸、虚烦失眠等。

健康小贴士	
性味	寒，苦
归经	心、肾
功效	清心平肝，固精止血

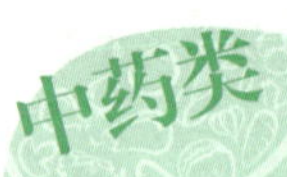

桑叶

——所含成分可降糖降压

降压功效

桑叶中含有多种生物碱、氨基酸、多糖等成分，具有明显降血糖、降血压、降血脂的效果。

传统功用

桑叶主要用于风热感冒、肺热燥咳、头晕头痛、目赤昏花等症。

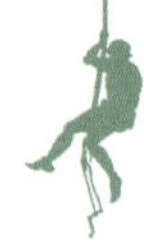

鉴别用药

以叶片完整、大而厚、色黄绿、质扎手者为佳。生用或蜜炙用。

对症调理药膳方

桑叶荷叶粥

桑叶10g，新鲜荷叶1张，粳米100g，砂糖适量。先将桑叶、新鲜荷叶洗净煎汤，取汁去渣，加入粳米（洗净）同煮成粥，加入砂糖调匀即可。早晚餐温热服，适用于高血压、高血脂、肥胖症。

健康小贴士	
性味	寒，甘、苦
归经	肺、肝
功效	疏散风热，清肺润燥，平抑肝阳，清肝明目

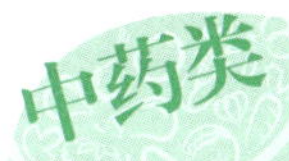

天麻

——缓解头晕、头痛、耳鸣等高血压症状

降压功效

天麻可降低外周血管、脑血管和冠状血管阻力，有一定的降压作用，特别是改善高血压头痛、耳鸣、肢体麻木、失眠等症状。

传统功用

可祛风、镇痉、平肝息风、平肝潜阳、通络止痛，用于手足不遂、头晕目眩、小儿惊风癫痫、肢体麻木、口眼歪斜等症。

鉴别用药

以黄白色、半透明、外形肥大坚实、嚼之黏牙者为佳。色灰褐、外皮未去净、体轻、断面中空者为次。

对症调理药膳方

天麻茶（《验方》）

天麻6g，绿茶3g，蜂蜜适量。先将天麻煎沸20min，加入绿茶，少沸片刻即可。取汁，调入蜂蜜。每日1剂，分2次温服，可嚼食天麻。主治高血压头痛、头晕。

健康小贴士	
性味	平，甘
归经	肝
功效	息风止痉，平抑肝阳，祛风通络

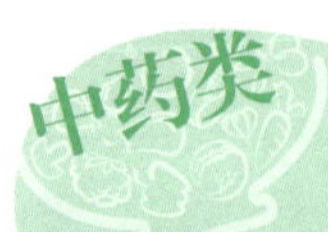

夏枯草

——舒张血管

降压功效

药理实验表明，夏枯草具有明显的降压作用，其提取物具有降压活性及抗心律失常作用，中医治高血压常在处方中加夏枯草，以加强降压作用。

传统功用

可清肝、利尿、明目、消肿、清肝火、散结解毒，用于目赤肿痛、畏光流泪、头痛眩晕、畏光流泪、口眼歪斜、筋骨疼痛、肺结核、急性黄疸型传染性肝炎、血崩、带下、瘰疬、瘿瘤、乳痈、乳癌等症。

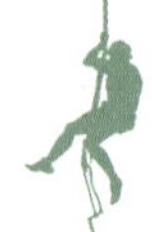

鉴别用药

选择夏枯草入药时以色紫褐、穗大者为佳。应置于干燥的地方保存，并防虫蛀。

对症调理药膳方

夏枯草代茶

夏枯草、水杨梅根、牡蛎各30g，钩藤10g，草决明15g。用水煎服。主治高血压头痛眩晕。

健康小贴士	
性味	寒，辛、苦
归经	肝、胆
功效	清肝明目，散结消肿

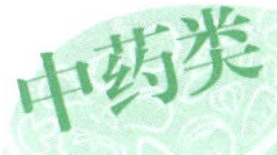

淫羊藿

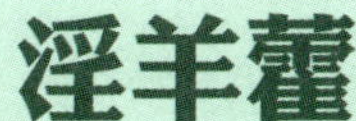

——降压效果经动物实验证实

降压功效

淫羊藿类植物的化学成分主要是黄酮类化学物，还含有木脂素、生物碱和挥发油等。研究发现，本品煎剂及乙醇浸出液给兔、猫及大鼠静脉注射，均呈降压作用，其中以对兔的作用最为明显。

传统功用

用于肾阳虚衰导致的阳痿、腰膝萎软、耳鸣耳聋、肢冷胃寒等，风湿痹痛偏于寒湿导致的心腹冷痛、四肢拘急等症。

鉴别用药

以梗少、叶多、色黄绿、不破碎者为佳。

对症调理药膳方

降压验方

大生地、金雀根各15g，当归、海藻、枸杞子、淫羊藿各10g，杜仲、钩藤各12g，灵磁石30g，黄柏5g。用水煎服，可调节血压。

健康小贴士	
性味	温，辛、甘
归经	肝、肾
功效	补肾壮阳，祛风除湿

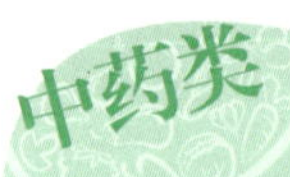

玉米须

——促进机体内钠的排出

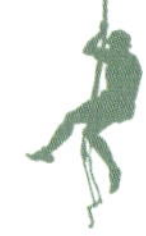

降压功效

玉米须可扩张末梢血管，有一定的降血压作用。玉米须有一定的利尿作用，能够增加钠离子的排出量，不但有助于降低血压，对消除水肿也有一定效果。

传统功用

可利尿、泄热、清肝、利胆、利湿，用于治疗肾炎水肿、脚气、黄疸肝炎、胆囊炎、胆结石、吐血衄血、鼻渊、乳痈等症。

鉴别用药

玉米多为人工栽培，7~8月间采摘，取玉米须晒干供药用。

对症调理药膳方

玉米须茶

用玉米须泡茶饮用，每天数次，每次25~30g。具有很好的降血压的功效，也有止泻、止血、利尿和养胃之疗效。

健康小贴士	
性味	平、甘
归经	肝、胆、肾
功效	利尿，泄热，清肝，利胆

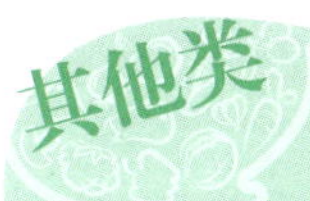

醋

——抑制血管紧张素转换酶生成

降压功效

醋的主要成分是醋酸，可抑制血管紧张素转换酶生成，进而抑制血压上升。醋还具有利尿作用并有利于身体对钙的吸收，这些作用对降低血压有一定帮助。

食用宜忌

宜：中医认为，醋性温、味酸苦、无毒，能够开胃、养肝、强筋、暖胃、醒酒、消食、下气辟邪、解毒止血。适当饮醋既可杀菌，又可促进胃液分泌，利于食物的消化吸收，还可以改善皮肤供血。

忌：在选购酿造食醋时，一是要看食醋的色泽、体态，琥珀色或红棕色，有光泽者为佳品。浓度适当，无悬浮物和沉淀的产品质量较好。二是要闻香气、尝滋味。好的食醋应有食醋特有的香气和酯香，酸味柔和，回味绵长，有醇香，不涩，无异味。

醋不宜与羊肉、牛奶同食，骨折、关节炎、胃溃疡患者不宜食用。

健康小贴士	
性味	酸、苦，温
归经	肝、胃
降压特点	抑制血管紧张素转换酶生成
推荐用量	30～50g/d

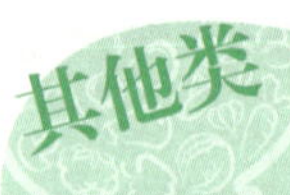

核桃

——不饱和脂肪酸降血压

降压功效

核桃中含有多种脂肪酸，其中80%以上为不饱和脂肪酸，且近一半为亚油酸，具有降低血压、防治动脉粥样硬化的作用。

食用宜忌

宜：核桃仁中含有脂肪、蛋白质、维生素A、糖类、维生素E和铁、钙、锌、磷、锰等无机元素，具有降血压、降血糖和保护心脑血管的作用。常食核桃仁可减少肠道对胆固醇的吸收，对防治糖尿病、动脉粥样硬化、冠心病大有帮助。美国的一项研究发现：1个月吃1～3次核桃患糖尿病风险减少4%，每周至少1次风险减少13%，每周至少2次风险减少24%。

忌：阴虚火旺、脾虚、有稀便、腹泻症状者忌用。

购买宜忌

挑选核桃的时候注意，优质的核桃外表圆整，外壳薄而洁净，纹路均匀，缝合线紧密；核壳的颜色越暗，说明核桃存放越久。核桃越轻，说明核仁少且干瘪，还可能是空果或坏果；反之，核仁饱满。

健康小贴士	
性味	平，甘
归经	肺、肾、大肠
降压特点	亚油酸降血压
推荐用量	30～50g/d

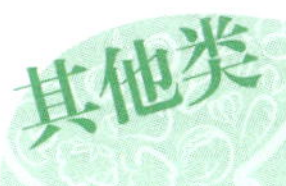

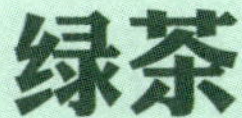

绿茶

——舒张血管，降低血压

降压功效

绿茶中含有丰富的茶多酚，茶多酚具有较强的抑制转换酶活性的作用，因而可以起到降低或保持血压稳定的作用。此外，茶多酚中的儿茶素ECG和EGC及其氧化产物茶黄素等可使形成血凝黏度增强的纤维蛋白原降低，凝血变清，从而抑制动脉粥样硬化。

食用宜忌

宜：绿茶不仅具有消食化痰、去腻提神、降火明目等药理作用，还对心脑血管病有一定的药理功效。

忌：茶多呈弱碱性，而常用的降糖药主要呈弱酸性，两者如果一起服用容易发生酸碱中和反应，结果就是互相抵消了原有的疗效。所以，为确保降糖药与茶各自的疗效，一定要注意将两者错开服用，可以把喝茶的时间安排在服用降糖药2h后。

绿茶性寒，对肠胃刺激作用大，所以有肠胃疾病的人要少喝。另外，孕妇、儿童、贫血者以及女性月经周期都不宜饮用绿茶。

健康小贴士	
性味	甘、苦，微寒
归经	心、肺、胃
降压特点	茶多酚降血压
推荐用量	30～50g/d

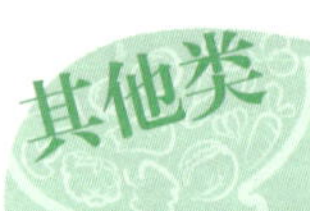

酸奶

——减轻钠对血压的不利影响

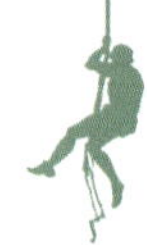

降压功效

酸奶含钙量高，会促使尿钠排出增多，使血压下降。此外，酸奶富含蛋白质，蛋白质有利于维持血管弹性，可防止血管损伤，预防脑溢血的发生。

食用宜忌

宜：酸奶是牛奶通过乳酸菌发酵而来，与牛奶相比，酸奶降解了一部分乳糖、蛋白质和脂肪，提高了可溶性钙和磷的含量，并合成了一些B族维生素，由于乳糖经发酵产生了乳酸，并产生较多的乳酸杆菌，故还有调整肠道菌群的作用。因此酸奶是易消化和吸收的乳制品。

糖尿病患者是可以喝酸奶的，不过在选择酸奶时，应尽可能挑选低糖的酸奶，并将酸奶的热量计算入一天的饮食总热量中。另外，美国的一项研究显示，长期坚持喝酸奶有助于降低患2型糖尿病的风险。

忌：饮用酸奶的时候不要加热，以免杀死里面活的乳酸菌。服药和空腹的时候不宜饮用酸奶。

健康小贴士	
性味	平，甘酸
归经	心、肺、胃
降压特点	含钙量高
推荐用量	100～150g/d

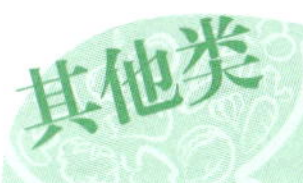

橄榄油

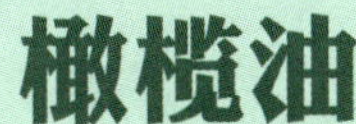

——防止因高血压造成的动脉损伤

降压功效

橄榄油中含有丰富的ω－3脂肪酸，它能增加氧化氮进而松弛人体的动脉血管，从而防止因高血压造成的动脉损伤。另外ω－3脂肪酸还可以防止血块的形成，对预防血栓有一定的作用。

食用宜忌

宜：橄榄油有清热化湿、杀虫解毒的作用。经常食用，能抑制衰老，对慢性咽炎和预防人体高血压、动脉硬化、心血管系统疾病有很好的疗效。

忌：患有菌痢、急性胃肠炎、腹泻等病症的人不宜多食橄榄油。

购买宜忌

在购买时，要留意保质期。原装进口的橄榄油通常会有油橄榄果的采摘日期和包装日期两个日期；而国内分装的橄榄油还会有运输到国内后分装的日期。橄榄油的保质期是从包装日期（原装进口）或分装日期开始算起的。低压初榨橄榄油呈浅黄色，是最理想的烹饪用橄榄油。色泽越深，品质越差。

健康小贴士	
性味	甘，凉
归经	大肠
降压特点	松弛动脉血管
推荐用量	20～30g/d

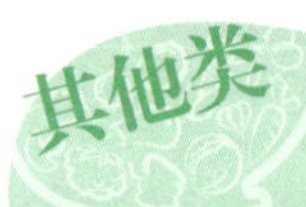

大蒜

——蒜素有降压作用

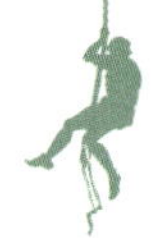

降压功效

大蒜中的“蒜素”有降压作用，有药理研究发现，服用“蒜素”补充剂的，高压平均降低了8.4mmHg，低压平均降低了7.3mmHg；血压越高的患者，其降压幅度越大。

食用宜忌

宜：大蒜可行气、消肿、解毒、杀虫、暖脾胃；用于饮食积滞、脘腹冷痛、水肿胀满、泄泻、痢疾、疟疾、百日咳、痈疽肿毒、白秃癣疮、蛇虫咬伤等症。

忌：大蒜最好生着吃，因为大蒜素遇热会很快失去作用，而且太咸也会失效。

大蒜不宜与地黄、蜂蜜、鸡肉同时食用。忌空腹食用大蒜，患有胃肠道疾病、肝病、贫血、眼疾、甲亢等的患者不宜食用。

健康小贴士	
性味	温，辛
归经	脾、肺、胃
降压特点	大蒜素降血压
推荐用量	5 ~ 10g/d

第三章

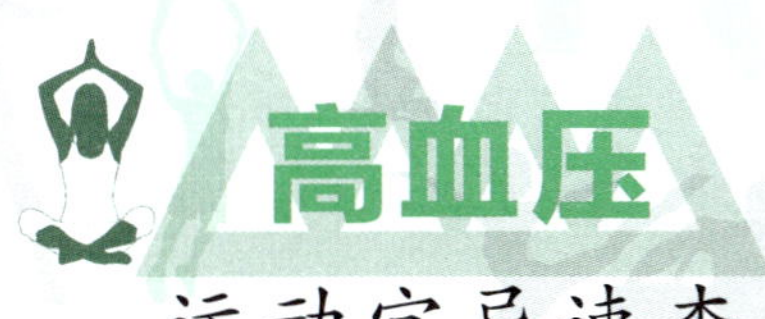

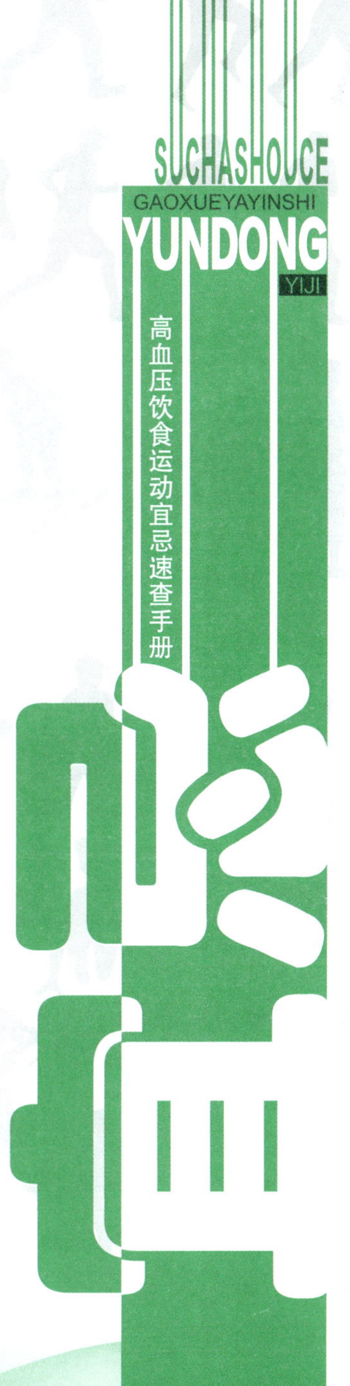

运动是预防心血管病的重要手段，包括高血压在内。高血压患者不仅可以运动，而且要坚持运动。

高血压患者适宜进行有氧运动。有氧运动是指中低强度、有节奏、可持续时间较长的运动形式，比高强度运动在降血压方面更有效、更安全。常见的有氧运动形式有：快走、慢跑、骑自行车、秧歌舞、广播体操、有氧健身操、登山、爬楼梯等。

对高血压患者来说，无论是早晨的空气质量，还是从身体的实际出发，都不适合选在早晨锻炼。

高血压患者的运动处方

高血压患者适宜进行有氧运动，不适合无氧运动。有氧运动是指中低强度、有节奏、可持续时间较长的运动形式，比高强度运动在降血压方面更有效、更安全。

常见的有氧运动形式

常见的有氧运动形式有快走、慢跑、骑自行车、秧歌舞、广播体操、有氧健身操、登山、爬楼梯等。无氧运动就是在运动过程中要“憋气”，机体暂时不进行氧气代谢，而是通过体内肌肉乳酸代谢提供运动能量，如举重、快速奔跑、单双杠等需要爆发力的运动，包括推、拉、举等肌肉静力性练习，都属于无氧运动。

高血压患者很多合并冠心病、动脉粥样硬化等，高强度运动易引起血压升高、心率加快，合并冠心病患者可能会出现心肌缺血，达到危险值，便容易出问题。

高血压患者的运动选择

高血压患者运动宜选用动作节奏缓慢、速度变化不大，非爆发、屏气用力地周期性锻炼项目，如步行、慢跑、游泳等。另外可选择一些节奏缓慢，动作幅度不大的非周期性全身锻炼项目，如太极拳、各种医疗体操等。

对年龄不大、体质较好者，可以采用小剂量循环抗阻训练。肥胖和有骨关节疾患的患者，常规训练比较困难，游泳训练则是比较适合的项目。

中等强度的有氧运动对于临界性高血压、高血压分期中1期和2期高血压效果较好，对2期高血压病合并有靶器官损害，特别是伴有左室肥厚、蛋白尿、肾功能不全以及3期高血压病患者应谨慎。一般认为以患者能否耐受运动为标准，只要患者能耐受运动，则运动疗法能对降低血压起积极的作用。

高血压运动疗法的绝对禁忌证

高血压运动疗法的绝对禁忌证为心力衰竭、不稳定型心绞痛、主动脉瓣狭窄、肥厚性心肌病、心动过速、急性感染和眼底出血等。

高血压病患者在选择运动疗法之前应做运动负荷试验，在运动负荷试验中出现严重心律失常、心绞痛发作以及血压急骤升高者都应禁忌。

运动的目标

运动的目标要从运动的时间、运动的频度和运动的强度来考量。

运动中引起人体呼吸频率和呼吸深度变化，可以根据运动中的呼吸变化监测运动强度。

呼吸轻松

与安静状态相比，运动时呼吸频率和呼吸深度变化不大，呼吸平稳，可以唱歌。这种呼吸状态下的运动心率一般在100次/min以下，相当于小强度运动。

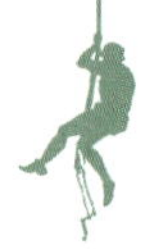

呼吸比较轻松

运动中呼吸深度和呼吸频率增加，可以正常语言交流。运动心率相当于100～120次/min，为中小强度运动。

呼吸比较急促

运动中只能讲短句子，不能完整表述长句子。运动心率相当于130～140次/min，为中等强度运动。

呼吸急促

运动中呼吸困难，运动中不能用语言交谈。运动心率一般超过140次/min，为大强度运动。

中等运动强度的表现

表现	具体特点
主观感觉	心跳加快、轻微触感、体感稍累
客观表现	呼吸加快、能与人交谈，但不能唱歌
步行速度	每分钟120步左右
心率	正常成人的心率一般在60～90次/min，运动时的心率为170－年龄

运动频率

对于运动频率，中国高血压基层管理指南推荐高血压患者每周至少进行5～7次运动，最好坚持每天运动。

每次运动时间应保证在30min左右，或每日累计30min。运动效应至少需要6周才较显著，而且停止运动后运动效应会逐渐消失。因此，患者要持之以恒，才能保持运动效果，达到运动降压的目的。

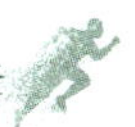

高血压患者运动时的注意事项

1	运动要根据个人实际情况，从血压水平、喜好、体质出发，既要安全，又要长期坚持
2	运动项目选择以节律缓慢、动作松弛的项目为宜
3	运动后第二天感觉精力充沛、无不适感最佳
4	运动的时候要循序渐进，不能操之过急，而要长久坚持
5	运动的时候出现不适，要马上停下，必要时就医
6	在日常生活中要通过做家务、外出步行等方式，尽可能多活动身体
7	外出运动最好结伴前往，如果是一个人可随身带张卡片，写上名字、住址、所患疾病，一旦发生意外时也好及时救护

美国运动医学会（ACSM）推荐的高血压患者运动处方

频率

一周几乎每天都应该进行有氧运动，每周进行2～3d的抗阻运动。

强度

中等强度的有氧运动。

时间

每天持续30～60min的持续性或间歇性有氧运动。如果选择间歇运动，每次至少10min，累计每天30～60min。抗阻运动应该至少有1组，每组8～12次重复。

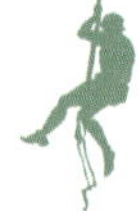

方式

有氧运动是重点，如步行、慢跑、骑车和游泳。抗阻运动可使用器械或自由负重，作为有氧运动的补充。这些训练计划应该由8～10种涉及全身肌肉群的不同训练动作组成。

进度

根据高血压患者的血压控制情况、药物不良反应、有无器官损害及其他并发症等进行调整，运动要循序渐进。

增加运动强度要谨慎

高血压患者在实施运动计划过程中，应注意逐渐增加运动量和强度，避免过量，以预防急性和慢性肌肉关节损伤，过量的运动负荷会使免疫功能下降。对有心、肺疾病或近亲中有严重心血管病史者，在决定进行剧烈活动前，最好按照医生的建议逐步增加活动量。

运动前应要充分的热身和伸展运动，逐渐增加肌肉收缩和放松的速度，可改善心肌氧供应，增加心脏的适应性；运动后要有放松活动，让体温慢慢下降，使肌张力逐渐降低，以减少肌肉损伤和酸痛的概率。

高血压患者运动避开早晨

俗话说“一日之计在于晨”，许多人喜欢选择在早晨锻炼，但对高血压患者来说，无论是早晨的空气质量，还是从身体的实际出发，都不适合选在早晨锻炼。特别是在城市中，清晨和傍晚的空气污染是最严重的，而中午和下午的空气相对较清洁。清晨，由于植物刚经历过夜间无光合作用阶段，在太阳还未升起时，无法合成大量的氧气，含氧量是一

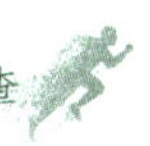

天中最低的时候；加上夜间温度下降，空气中的水分会沉积成水蒸气，飘浮在空气中，此时的湿度也是一天中较大的；含氧量低，会增加心肺负担，空气湿度过大，会影响人体散热。

高血压患病程度与运动选择

患病程度	运动种类	注意事项
轻度高血压	此类患者如果年龄不大、无器质性器官损伤、全身状况良好，除改变不良生活方式和给予降压药物治疗外（应将血压控制在140/90mmHg以下），可适当参加运动，如游泳、打球、登山、慢跑等	开始时可每天运动15～30min，视个人体力而定，以后每隔2～3周逐渐增加运动量，以不产生过度疲劳为度，并尽可能持之以恒，以达到减肥、降压的目的
中度高血压	中度高血压患者经过治疗，血压若降到安全水平后，可考虑先进行少量运动，如慢步行走、打太极拳、做健身操等，适应后可逐渐加大运动量，如先逐渐延长散步时间和距离，然后可改为慢跑。还可以适当进行一些如游泳、打乒乓球等自己喜欢的运动项目	此类患者首先应进行降压治疗，将血压控制在150/95mmHg以下，最好能降到140/90mmHg以下。当血压水平降至安全线以下时，可适量运动，切忌逞强好胜
重度高血压	血压逐渐降到140/90mmHg以下后，可考虑进行散步、室内运动，然后根据具体情况逐渐增加运动量	此类患者在早期不适宜运动，应该好好休息，尽早到医院进行诊治，及时进行降压治疗

高血压患者的四季养护经

中医讲究顺时养生，在适当的季节做适当的事。一年四季，寒来暑往，高血压患者要顺应季节和温度的变换，采取不同的运动以及防护措施，来达到强身健体、平稳血压的作用。

高血压患者的四季养护之道

季节	养护要点
春季	不能随便停药；多食用新鲜果蔬，忌辛辣；注意天气变化，及时增减衣物
夏季	要注意预防中暑；部分患者的血压在夏天可接近正常，应在医生指导下调整用药量，但绝不能停药；要让自己身处的环境尽可能保持相对恒定的温度，开空调不能过冷；每天还可适当午睡；多饮水；减少高油高脂食物摄入；户外活动应尽量选择在阴凉处进行
秋季	秋季气温逐渐降低，血压会随之升高，要及时调整降压药的剂量；最好能做到每天测量血压，及时发现异常；户外锻炼以午后日暖时为宜，避免剧烈运动；预防流鼻血；保持情绪稳定；均衡膳食
冬季	坚持规律用药，尽量将血压维持在140/90mmHg以下；要注意防寒保暖，在寒潮过境的大风雨雪天尽量不要出门，以避免寒冷刺激；多吃鱼类，少吃或不吃红肉；提防情绪大幅变化，不要过度疲劳

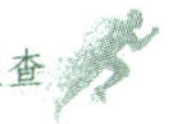

春季要防风

春季昼夜温差变化大，容易导致血管收缩，使得血压也随之大幅波动。另外，春季多风，中医认为“风属肝”，易引起肝阳上亢，血压升高。因此，高血压患者在春季要提高警惕，全面呵护心血管健康。在春季一定要坚持服用降压药物，不能随便停药。即使没有感觉不舒服，也应该坚持吃药。随意停药很容易造成血压的反弹。除了坚持吃药外，定期复查也很重要，尤其是要定期监测血压。

夏季要预防中暑

夏季天气炎热，一定要注意预防中暑。虽然各种人群均可受到高温中暑影响，但婴幼儿、65岁以上的老年人、患有精神疾病以及心脏病和高血压等慢性病的人群更易发生危险，应格外予以关注。对于这些高危人群，在高温天气应特别注意，及时观察是否出现中暑征兆。高血压患者在夏季要继续服药，部分患者的血压在夏天可接近正常，应在医生指导下调整用药量，但绝不能停药。在高温天气，不论运动量大小都要增加水的摄入量，不要等到觉得口渴时再饮水。

秋季应该掌握的三要点

秋季和春季类似，气候干燥，早晚温差大，也是高血压、冠心病、心肌梗死等疾病的高发季节。高血压患者在秋季来临之际必须掌握以下三个要点：（1）用药需谨慎，夏季天气炎热，脑血管舒张，血压急剧升高的情况会减少，而到了秋天气温转凉，脑血管收缩，血压会随之升高，此时应及时调整降压药的剂量，控制好血压，减少脑卒中的发生风

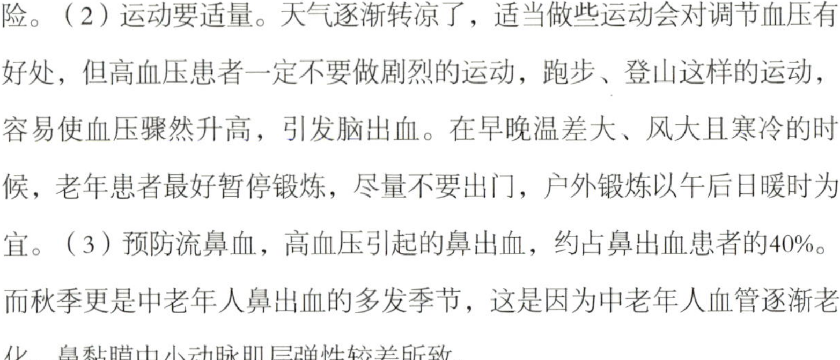

险。（2）运动要适量。天气逐渐转凉了，适当做些运动会对调节血压有好处，但高血压患者一定不要做剧烈的运动，跑步、登山这样的运动，容易使血压骤然升高，引发脑出血。在早晚温差大、风大且寒冷的时候，老年患者最好暂停锻炼，尽量不要出门，户外锻炼以午后日暖时为宜。（3）预防流鼻血，高血压引起的鼻出血，约占鼻出血患者的40%。而秋季更是中老年人鼻出血的多发季节，这是因为中老年人血管逐渐老化，鼻黏膜中小动脉肌层弹性较差所致。

冬季是高血压患者的“多事之秋”

寒冷天气对高血压患者来说是个“坎儿”。研究表明，冬季人体的平均收缩压比夏季高12mmHg，平均舒张压比夏季高6mmHg，且气温每下降1℃，收缩压上升1.3mmHg，舒张压上升0.6mmHg。血压波动性增大带来的最主要的危险就是并发症发病增多，尤其是脑出血、缺血性脑卒中、心肌梗死和急性左心衰等，会明显增多。因此，高血压患者冬季要特别注意加强保健。

日常生活和工作中要注意防寒保暖，在寒潮过境的大风雨雪天尽量不要出门，以避免寒冷刺激。注意健康饮食，多吃鱼类，少吃或不吃红肉。像因纽特人，虽也多经严酷的冬季洗礼，但高血压及其并发症发生少，其多食海鱼的饮食习惯功不可没。

合理运动有利于血压控制和减少并发症。在冬季，高血压患者可根据自己的体质状况、血压高低来掌握运动量，以自我感到舒适为度。散步是最简便易行的运动，各类高血压患者均可采用。有研究表明，较长时间的步行后，舒张压可明显下降，症状也会随之改善。

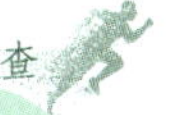

体重指数和腰围臀围测量法

目前判断体重超重和肥胖的常用的简单方法是世界卫生组织推荐的体重指数（BMI）。BMI最常用于估计成人的低体重和超重。在流行病学调查中及临床上，已有大量证据表明用BMI较单用体重更能准确反映体脂的蓄积情况。

称量体重

称量体重最好用经过校正的杠杆型体重秤，受试者全身放松，直立在秤底盘的中部。测量人员读取杠杆秤上的游标位置，读数准确至10g。

世界卫生组织对成人体重指数的分类

世界卫生组织对肥胖和超重的划分主要是根据西方正常人群的BMI值分布及BMI值与心血管疾病发病率和死亡率的关系来考虑的。

分类	BMI（kg/m^2）	并发症危险
低体重	<18.50	低（但其他临床问题增加）
正常范围	18.5~24.9	在平均范围
超重	≥25.0	
肥胖前状态	25.0~29.9	增加
一级肥胖	30.0~34.9	中等增加
二级肥胖	35.0~39.9	严重
三级肥胖	≥40.0	极严重

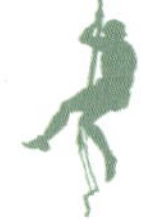

体重指数

体重指数（BMI）=个体的体重（kg）÷身高（m）的平方（kg/m^2）

在测量时，受试者应当空腹、脱鞋、只穿轻薄的衣服。测量身高的量尺（最小刻度为1mm）应与地面垂直固定或贴在墙上。受试者直立、两脚后跟并拢靠近量尺，并将两肩及臀部也贴近量尺。

测量人员用一根直角尺放在受试者的头顶，使直角的两个边一边靠紧量尺另一边接近受试者的头皮，读取量尺上的读数，准确至1mm。

腰围评估腹部脂肪

腹部脂肪过多（中心性肥胖）是许多慢性疾病的独立危险因素。腹部脂肪过多比周围脂肪（如臀部和四肢脂肪）过多对健康具有更大的危害。

腰围是临床上估计患者腹部脂肪过多的最简单的和实用的指标，不仅可用于对肥胖者的最初评价，在治疗过程中也是判断减重效果的良好指标。

腰围与臀围的比值可指示脂肪的区域性分布，但腰围与臀围的比值对腹部脂肪累积程度和对某些疾病危险度的估计并不比单独测量腰围更灵敏。

腰围和臀围的测量

腰围的测量方法是让受试者直立，两脚分开30～40cm，用一根没有弹性、最小刻度为1mm的软尺放在右侧腋中线胯骨上缘与第十二肋骨下缘连线的中点（通常是腰部的天然最窄部位），沿水平方向围绕腹部一周，紧贴而不压迫皮肤，在正常呼气末测量腰围的长度，读数准确至1mm。臀围是测量臀部的最大周径。

亚洲成年人不同体重指数和腰围水平时的相关疾病危险性

分类	BMI	相关疾病危险性	
		腰围(cm) 男<90，女<80	腰围(cm) 男≥90，女≥80
体重过低	<18.5	低(但其他疾病危险性增加)	平均水平
正常范围	18.5~22.9	平均水平	增加
超重	≥23.0		
肥胖前期	23.0~24.9	增加	重度增加
一级肥胖	25.0~29.9	中度增加	严重增加
二级肥胖	≥30.0	严重增加	非常严重增加

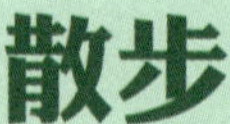

散步

——调节内分泌，增强体内血压循环

散步能够使人体紧张的神经得到缓解，有助于自主神经和中枢神经得到更好的协调，进而减少血管痉挛的发生。在散步的时候，可以调整内分泌，人体内的血液循环会逐渐加快，因此可以让血管壁的压力得到减轻，达到降低血压的目的。

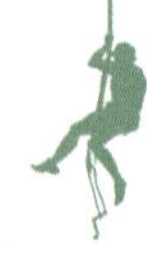

散步的标准

散步的合适心率为每分钟不超过“170−年龄”。如65岁的老人，170减65等于105，则走路时的心率应保持在105次左右，最高别超过125次/min。从速度上来讲，散步可分为慢速（60～70步/min）、中速（70～90步/min）、快速（90步/min以上），对于年龄大的高血压患者来说，散步时可适当记录自己的步数，根据自身的身体素质，选择合适的速度。高血压患者以身体细汗微出，心率不快不慢，并且没有头晕、恶心、过度疲劳的感觉为标准。

并发症患者散步宜忌

高血压伴有冠心病的患者在散步时注意速度一定要慢，以免心律失常。建议在散步的时候结伴而行，随身携带药物，以防出现危急情况。

高血压伴有糖尿病的患者切忌空腹散步，以免引起低血糖。高血糖患者最好在饭后30min或1h散步。

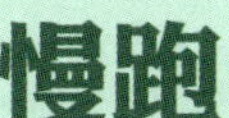

慢跑

——适合血压控制比较好的患者

慢跑的运动量比散步大，适合血压控制比较好的患者。长期坚持慢跑，会增加心脏收缩时的血液输出量，促进血液循环，扩张血管，进而使得血压平稳下降。

慢跑锻炼宜忌

慢跑之前应先进行5min左右的准备活动，比如活动一下四肢或做一些简单的徒手操，以使心脏及肌肉、韧带逐渐适应，然后再慢慢过渡到慢跑。跑步时间可由少逐渐增多，以15～30min为宜。以不喘粗气、不难受、不头晕、能够耐受，来掌握慢跑速度和慢跑的距离。

慢跑锻炼结束前，要逐步放慢速度，使生理活动平缓地降低，切勿突然停止，静止不动，以免慢跑时集中在四肢的血液难以很快循环到大脑和心脏，导致心、脑暂时性缺氧、缺血，而出现头晕眼花、恶心呕吐等不良反应。

心脑肾并发症患者不宜慢跑

高血压病患者在初期锻炼的时候，最好先经过一个时期急行走锻炼，以10～12min/km的速度急行走1～2km，如无不适反应，再转入慢跑锻炼。高血压伴有冠心病的患者不宜长跑，以免发生意外。对于有心、脑、肾并发症及年龄过大的高血压病患者，不提倡慢跑运动。

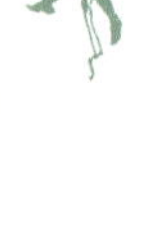

游泳

——增强心血管系统的功能

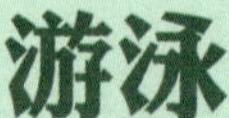

游泳可使心脏心肌收缩变得有力，血管壁增厚，弹性加大，心血管系统的功能增强。同时人在游泳中与水产生抗阻力，具有减肥、保持体形的功效，进而有利于控制血压、血脂、血糖等。

游泳注意事项

游泳的时候要注意，尽量在15～30℃的水温下游泳，下水前要做好热身运动。即便在夏天也应先热身10～15min，下水前应温水淋浴，并进行热身运动，将颈、肩、腰、髋、膝、踝、腕各部位关节充分活动开。要穿合身的游泳衣裤，戴游泳帽、游泳眼镜、耳塞、救生物品、鼻夹等。不要在空腹或饱食后1h内运动，饮酒后或过度疲劳时不宜游泳。空腹游泳会影响食欲和消化功能，也会在游泳中发生头晕乏力等意外情况；饱腹游泳会影响消化功能，还会产生胃痉挛；游泳后不要马上进食；剧烈运动后也不要游泳，以免使心脏负担加重，体温急剧下降，还会减弱抵抗力，引起感冒、咽喉炎等。

警惕游泳突发事件

游泳过程中出现抽筋，应保持冷静，立即上岸或在水中自我解救抽筋部位，如抽筋严重，要及时求救。患有心脑血管疾病患者最好结伴游泳，并携带基本用药，万一疾病发作可以急救。

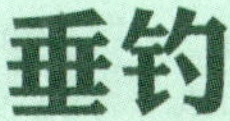

垂钓

——动静结合降血压

钓鱼是体育和娱乐相结合的一种独特的运动形式，是趣味性极高的“轻体育”。特别是对居住在城市的中老年高血压患者更有良好的保健功能。

垂钓益处

垂钓时静等鱼儿上钩，则欢快轻松之情溢于言表，从而达到内无思虑之患，外无体疲之忧的最佳养生境界。这不仅改善了人们的视觉和大脑的灵敏性，而且对高血压、高血糖、神经衰弱、精神忧郁以及某些慢性病均有辅助性的治疗作用。

垂钓注意事项

高血压患者垂钓时一定要量力而行，以寻求乐趣为主，把安全放在首位，首先掌握好身体的适应度，如有身体不适切不可勉强；其次要注意行走路程要适度，以近距离垂钓为宜。垂钓是户外活动，难免会遇到意料之外的情况，因此出钓前除了检查钓具外，还应备足防护用品和衣物。遮阳伞是必需的，雨天挡雨、晴天遮阳。患有心脏病的患者更不可忘记携带急救药品。冬季天气寒冷的时候也不宜去野外垂钓，因为严寒容易让身体血管收缩，引起血压上升。

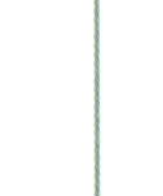

五禽戏

——有效改善血管弹性

五禽戏是根据中医原理、模仿虎、鹿、熊、猿、鸟五种动物的动作和神态而编创，是一套内涵丰富的身心运动。它通过在不同意境下的心理调节转换；运用前俯、后仰、侧屈、拧转等不同方式的运动，牵拉上、下肢各关节韧带和肌肉；通过多种方式控制气息，调畅气机，使周身形、气、神浑然一体，协调健康发展。研究发现，五禽戏练习能使练习者的心肌收缩力增强，搏血量增多；能有效地改善血管的弹性，增加血容量，改善血液的浓度和流动速度。

虎扑

两脚开立，双手空心拳沿体侧上提，与肩膀同高时空心拳变虎爪，继续向上画弧；随即上体前俯，挺胸塌腰，两腿自然伸直，目视前方。

屈膝下蹲，收腹含胸，两手向下画弧至膝旁；伸膝顶髋挺腹，上体后仰，同时虎爪变空心拳沿体侧上提胸前至肩上；随即屈左膝上提后左脚向体前迈出一步，脚跟着地，右腿屈膝下蹲成左虚步，上体前倾，双拳变虎爪向前下方扑按至两膝旁。左右动作为一遍，重复3～5遍。

鹿奔

准备动作并步站立，左脚向前跨出成左弓步，同时，双手握拳向前

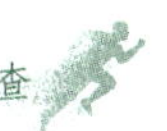

上方画弧至体前，屈腕。然后重心后移，左脚全脚掌着地，左腿自然伸直，右腿自然弯曲。低头，弓背，同时双臂内旋，双手变鹿角，掌背相对。接着，重心再次前移还原到左弓步搭腕动作。最后收回左脚，成开步站立姿势。一左一右为一遍，重复2～3遍。

猿提

准备动作时两脚开立，双手于腹前自然伸直，随即弯曲手腕聚拢手指做出“猿钩”形状。然后将“猿钩”提到胸前位置，提踵、提肛、耸肩，转头左看，落手还原。一左一右为一遍，重复3～5遍。

熊运

准备动作双手拳眼相对，垂在腹部，目视双拳。接下来以腰腹为轴心，上身顺时针方向摇晃；同时双拳随着摇晃动作沿着右肋、上腹、左肋、下腹画圆圈，目光随上身晃动而转动。一左一右为一遍，重复3～5遍。

鸟飞

准备动作并步站立。随吸气，双手成鸟翅动作，两臂体侧起至比肩略高，掌心向下，同时左膝上提。随呼气，左脚落地，双臂下落，双掌合于腹前，掌心相对。然后再次随吸气，两臂体侧起至头顶上方，掌背相对，指尖向上，左膝上提。随呼气，落脚落掌。一左一右为一遍，重复2～3遍。

太极拳

——改善身体的平衡性和协调性

太极拳对防治高血压有显著作用，有助于改善高血压患者身体的平衡性和协调性，适用于各期高血压患者。据北京地区调查，长期练习太极拳的50～89岁老人，其血压平均值为134.1/80.8mmHg，明显低于同年龄组的普通老人（154.5/82.7mmHg）。

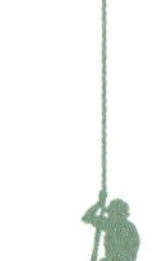

太极拳的益处

太极拳动作柔和，全身肌肉放松能使血管放松，促进血压下降。打太极拳时用意念引导动作，思想集中，心境宁静，有助于消除精神紧张因素对人体的刺激，有利血压下降。

运动宜忌

太极拳动作姿势的基本要求是虚领顶劲、含胸拔背、松腰敛臀、沉肩坠肘、舒指坐腕、尾闾中正。规范的太极拳技术要求气沉丹田、圆裆活髋、内鼓外安、运动如抽丝、迈步如猫行，各种基本技术动作要做到起点准确，运行路线清楚，止点到位，动作连贯，上下相随，手眼配合，从而使身法自如。太极拳极为关键的是体悟，贪快贪多对体悟是不利的，过度的运动量会导致体力不支，动作变形，影响“内听”身体内部感觉，甚至可能形成错误的体悟感觉。

八段锦

——激活神经内分泌机制

八段锦是一套以肢体运动为主要特点的导引术，属中等强度的有氧健身运动，具有强壮筋骨、疏通经络、调和气血、强身祛病的功效，能够提升人体整体健康水平，提高生活质量。

八段锦的运动益处

有研究发现，八段锦能够通过调整意念和气息调动机体自身的调节功能，达到平稳降压的效果，证明八段锦运动能够起到较好的辅助治疗原发性高血压的作用。此外，八段锦运动能够改善中老年人的血脂代谢，改善脂肪的分布形态，延缓动脉粥样硬化的发生，减少心血管事件发生的概率。

运动的注意事项

八段锦气贯丹田的深长呼吸，在一张一弛的吐气与纳气之间，身心俱松，形随意动，可以减慢心率，减少心肌的耗氧量，降低血压，减少心脏负荷。八段锦运动的基本功——站桩，能使肌肉筋脉尤其是下肢产生节律性的螺动，利于血液的回流，加速心、脑、肾等重要器官的血液循环，预防心脑血管疾病的发生。练习八段锦的时候要选择空气质量好的环境，切记用鼻子呼吸，尽量不要用嘴呼吸。练习强度以及频率不能太小，小了起不到锻炼鼻黏膜以及呼吸系统的作用。

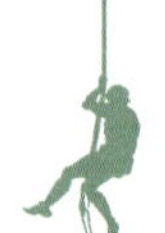

降压操
——疏经通络降血压

1.预备动作。坐式，两臂自然下垂，双手手掌放在大腿上，膝关节呈90° 角，两足分开与肩同宽，全身肌肉放松，呼吸均匀。

2.按揉太阳穴。顺时针旋转一周为一拍，做32拍。此法清脑明目。

3.按摩百会穴。百会穴位于头顶正中央。用左手掌或右手掌紧贴百会穴旋转，一周为一拍，共做32拍。此法可降血压、宁神清脑。

4.按揉风池穴。用双手拇指按揉双侧风池穴，顺时针旋转，一周为一拍，共做32拍。

5.摩头清脑。两手五指自然分开，用小鱼际从前额向耳后按摩，从前至后弧线行走一次为一拍，做32拍。此法可疏经通络、降血压。

6.擦颈。用左手掌大鱼际擦摩右颈部胸锁乳突肌，再换右手擦左颈，一次为一拍，共做32拍。此法可解除胸锁乳突肌痉挛，并降血压。

7.揉曲池穴。按揉左右两侧肘关节处曲池穴，先用右手再换左手，旋转一周为一拍，共做32拍。此法可清热、降血压。

8.揉内关穴。先用右手大拇指按揉左手内关穴，然后换对侧，顺时针方向按揉一周为一拍，共32拍。功效为舒心开胸。

9.引血下行。分别用左右手拇指按揉左右小腿的足三里穴，旋一周为一拍，共做32拍。可健脾和胃、引血下行。

10.扩胸调气。两手下垂握空拳，屈肘抬至肩高向后扩胸，放松还原。

第四章

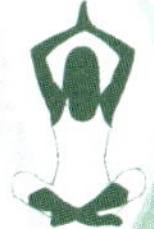

高血压并发症饮食运动宜忌速查

研究表明，血压在115/75～180/115mmHg范围内冠心病的危险呈持续上升的趋势，且每增加20/10mmHg，冠心病危险增加一倍。对于高血压伴稳定性心绞痛的治疗，除控制血压外，还包括戒烟、严格控制血糖、运动锻炼、降脂以及减肥。

高血压与肾脏关系非常密切，持久的高血压可作为病因直接造成肾脏损害；而肾脏疾病本身也可以导致高血压，加剧肾功能的恶化。因此，对合并肾实质病变的高血压患者，治疗的原则是“双管齐下”，一是控制血压，二是保护肾功能。

高血压合并糖尿病的治疗方法应包括非药物治疗及药物治疗。非药物治疗主要是生活方式的改善，包括戒烟、限酒，合理饮食，加强体育锻炼。非药物治疗是药物治疗的基础，适用于所有患者，不可忽视。

老年高血压

老年高血压病的诊断标准是：患者年龄≥65岁，血压持续升高或3次以上非同日坐位收缩压≥140mmHg和（或）舒张压≥90mmHg。如果患者的年龄≥80岁，可诊断为高龄高血压。若收缩压≥140mmHg，舒张压＜90mmHg，则定义为老年单纯收缩期高血压。

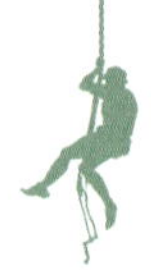

老年高血压的临床特点

1.收缩压增高，舒张压降低，脉压增大，这是老年高血压的重要特点。老年人的脉压可达50～100mmHg，一般脉压＞40mmHg就可视为脉压增大。

2.血压波动大。老年高血压患者的血压更易随情绪、季节和体位的变化而出现明显波动，部分高龄老年人甚至可发生餐后低血压。

3.容易发生体位性低血压。体位性低血压是指从卧位改变为直立体位的3min内，收缩压下降≥20mmHg或舒张压下降≥10mmHg，同时伴有低灌注的症状。因此，在老年人高血压的诊断与疗效监测过程中需要注意测量立位血压。

4.常见血压昼夜节律异常。健康成年人的血压水平表现为昼高夜低型，夜间血压水平较日间降低10%～20%（即杓型血压节律）。老年高血压患者常伴有血压昼夜节律的异常，表现为夜间血压下降幅度＜10%

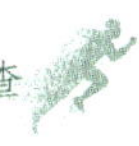

（非杓型）或＞20%（超杓型）、甚至表现为夜间血压不降反较白天升高（反杓型），使心、脑、肾等靶器官损害的危险性显著增加。

5.老年高血压常伴发动脉粥样硬化性疾病，如冠心病、脑血管病、外周血管病、缺血性肾病及血脂异常、糖尿病、老年痴呆等疾患。

老年高血压的药物治疗

治疗老年高血压的主要目标是保护靶器官，最大限度地降低心血管事件和死亡的风险。老年高血压患者的血压应降至150/90mmHg以下，如能耐受可降至140/90mmHg以下。对于80岁以上的高龄老年人，降压目标值为＜150/90mmHg。

选择降压药物时应从平稳、有效、安全、不良反应少、服药简便等多方面考虑。

对于合并前列腺肥大或使用其他降压药而血压控制不理想的患者，α受体阻滞剂亦可以应用，同时注意防止体位性低血压等不良反应。对于合并双侧颈动脉狭窄≥70%并有脑缺血症状的患者，降压治疗应慎重，不应过快、过度降低血压。

收缩压高而舒张压不高甚至低的老年单纯收缩期高血压患者治疗有一定难度。如何处理目前没有明确的主张。建议当舒张压＜60mmHg，而收缩压＜150mmHg，宜观察，可不用药物治疗；如收缩压在150～179mmHg，可谨慎给予小剂量降压药治疗；如收缩压≥180mmHg，则给予小剂量降压药治疗。降压药可用小剂量利尿剂、钙离子拮抗剂（CCB）、血管紧张素转化酶抑制剂（ACEI）或血管紧张素Ⅱ受体拮抗剂（ARB类）等。治疗中要密切观察病情变化。

老年高血压的非药物治疗

根据中国老年学学会心脑血管病专业委员会等机构制定的《老年高血压的诊断与治疗中国专家共识（2011版）》，老年高血压病的非药物疗法包括纠正不良生活方式和不利于身心健康的行为和习惯。具体内容如下：

1.减少钠盐的摄入。钠盐可增加高血压发病的风险，由于老年人群中盐敏感性高血压更为常见，限制食盐摄入更为重要。建议每日摄盐量应少于6g，高血压患者的摄盐量应更低，最好每日＜5g。同时，也应警惕过度严格限盐导致低钠对老年人的不利影响。

2.调整膳食结构。鼓励老年人摄入多种新鲜蔬菜、水果、鱼类、豆制品、粗粮及其他富含钾、钙、膳食纤维、多不饱和脂肪酸的食物。

3.控制总热量摄入并减少膳食脂肪及饱和脂肪酸摄入。饮食中脂肪含量应控制在总热量的25%以下，饱和脂肪酸的量应＜7%。

4.戒烟、避免吸二手烟。吸烟及二手烟会增加发生高血压的危险、降低老年高血压患者的血管弹性、促进动脉粥样硬化斑块的进展，增加心脑血管事件发生率及病死率。戒烟并避免吸入二手烟对老年人心脑血管病防治、保持健康状态意义重大。

5.适当减轻体重。建议将体重指数（BMI）控制在25以下。高血压患者体重指数降低可改善胰岛素抵抗、糖尿病、血脂异常和左心室肥厚。

6.限制饮酒。老年人应限制酒精摄入，不鼓励老年人饮酒。饮酒者男性每日饮用酒精量＜25g，女性每日饮用酒精量＜15g。小至中等量饮酒不影响甚至降低血压，每日摄入酒精量＞30g者，随饮酒量增加血压升

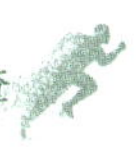

高、降压药物疗效降低。计算公式：纯酒精量（g）=饮酒量（ml）×酒精度数（%）×0.8。

酒精换算表

酒类	25g酒精	15g酒精
38° 白酒	75g	50g
52° 白酒	50g	30g
葡萄酒	250ml	150ml
啤酒	750ml	450ml

7.规律适度的运动。运动有助于减轻体重和改善胰岛素抵抗，提高心血管系统调节能力，有助于降低血压。老年高血压患者可根据个人爱好和身体状况选择适合并容易坚持的运动方式，如快步行走，一般每周3～5次，每次30～60min。

8.减轻精神压力，避免情绪波动，保持精神愉快、心理平衡和生活规律。

健康生活方式的标准

内容	标准
健康体重	体重指数18.5～23.9；腰围：男<90cm，女<85cm
健康血压	收缩压<120mmHg和舒张压<80mmHg
限制钠盐	每人每天食盐摄入量<6g
不吸烟	从不吸烟；或吸烟者戒烟
限制饮酒	每天饮葡萄酒不超过100g，白酒不超过50g
适量运动	每周适量体力活动3～5次，每次30min

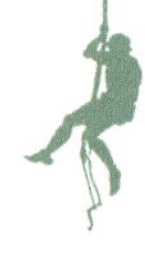

妊娠高血压

妊娠期高血压可显著增加母体及胎儿的不良结局，如子痫前期、围产期死亡、胎盘早剥、低出生体质量、胎儿宫内生长受限等。妊娠期高血压分为慢性高血压、妊娠期高血压和子痫前期3类。

慢性高血压

妊娠前即证实存在或在妊娠的前20周即出现的高血压，收缩压≥140mmHg或舒张压≥90mmHg，或产后12周后血压仍不能恢复正常。

妊娠期高血压

妊娠20周以后发生的高血压[收缩压≥140mmHg和（或）舒张压≥90mmHg]，不伴有明显蛋白尿，产后12周内血压逐渐恢复正常。

子痫前期

妊娠20周后首次出现高血压和蛋白尿，常伴有水肿与高尿酸血症。子痫前期属于比较危重的临床情况，其又可细分为轻度和重度。轻度是指收缩压≥140mmHg和（或）舒张压≥90mmHg，24h尿蛋白≥300mg；重度子痫前期是指血压≥160/110mmHg，有大量蛋白尿，并出现头痛、视力模糊、肺水肿、少尿和实验室检查异常（如血小板计数下降、肝酶异常），常合并胎盘功能异常。

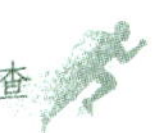

妊娠期高血压用药宜忌

对于孕妇而言，目前没有任何一种降压药物是绝对安全的。多数降压药物在美国食品药品管理局的安全性评价中属于C类水平（即不能排除对母儿具有风险），因此妊娠期高血压疾病患者选择药物时应权衡利弊。正确的监测和治疗、配合生活方式和饮食习惯的调整均有助于维持孕妇的正常分娩及胎儿的安全。按照中国医师协会高血压专业委员会制定的《妊娠期高血压疾病血压管理中国专家共识》，对于血压明显升高但无靶器官损害的孕妇，将血压控制在150/100mmHg以下是合理的。对于血压轻度升高的孕妇（血压<150/100mmHg）可密切观察，暂不应用降压药物治疗。只有当收缩压≥150mmHg和（或）舒张压≥100mmHg，或出现靶器官受损时方考虑应用药物治疗。

对于轻度妊娠高血压，包括限盐在内的非药物治疗是最安全的、有效的处理方法。在妊娠的最初20周，由于全身血管张力降低，患者血压可以恢复正常。在继续非药物治疗下，可以停用降压药物。对于怀孕前高血压、存在靶器官损害或同时使用多种降压药物的患者，应根据妊娠期间血压水平调整药物剂量，原则上采用尽可能少的药物种类和剂量，同时应充分告知患者，妊娠早期用药对胎儿重要脏器发育影响的不确定性。血压轻度升高的先兆子痫，由于其子痫的发生率仅0.5%，不建议常规应用硫酸镁，但需要密切观察血压和尿蛋白变化以及胎儿状况。

重度妊娠合并高血压治疗的主要目的是最大程度降低母亲的患病率和病死率。在严密观察母婴状态的前提下，应明确治疗的持续时间、降压目标、药物选择和终止妊娠的指征。对重度先兆子痫，建议静脉应用硫酸镁，密切观察血压和不良反应，并确定终止妊娠的时机。

儿童高血压

儿童高血压以原发性高血压为主，表现为轻、中度血压升高，通常没有自我感知，没有明显的临床症状，除非定期体检，否则不易被发现。儿童高血压与身体肥胖密切相关，50%以上的儿童高血压患者伴有肥胖。有研究显示，43%的儿童高血压20年后发展成为成人高血压，而儿童血压正常人群中发展为成人高血压的比例只有9.5%。左心室肥厚是儿童原发性高血压最突出的靶器官损害，占儿童高血压的10%～40%。

儿童血压测量注意事项

与成人测量血压不同，儿童血压的测量是选择右上臂肱动脉血压。测量的时候选择合适的袖带有利于提高血压的准确度，理想袖带的气囊宽度应至少等于右上臂围的40%，气囊长度至少包绕上臂围的80%，气囊宽度与长度的比值至少为1:2。

儿童高血压诊断标准

儿童高血压诊断标准尚不统一，通常认为高于该年龄组血压百分位数值，或高于平均值加两个标准差。如新生儿＞90/60mmHg，婴幼儿＞100/60mmHg，学龄前儿童＞110/70mmHg，学龄期儿童＞110/80mmHg，并经多次证实，即可诊断。

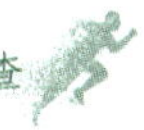

白大衣高血压

儿童中“白大衣高血压”现象较为常见，可通过动态血压监测予以鉴别。对儿童高血压的评估包括以下4个方面：高血压的病因，血压水平的真实性，靶器官损害及程度，其他心血管疾病及并发症，在评估基础上制定合理的治疗计划。

非药物治疗

绝大多数高血压儿童通过非药物治疗即可达到血压控制目标。非药物治疗是指建立健康的生活方式：一是控制体重，延缓BMI上升；二是限制看电视、玩电脑游戏等静坐时间，鼓励规律的运动，增加有氧锻炼；三是要调整饮食结构（包括限盐），限制每日总热量，少吃肉、甜食、油炸食品、零食。儿童的自制力差，家长对儿童的健康负有主要责任，儿童时期养成的好习惯能终身受益。

药物治疗

高血压儿童如合并下述1种及以上情况，则需要开始药物治疗：出现高血压临床症状，继发性高血压，出现高血压靶器官的损害，糖尿病，非药物治疗6个月后无效者。儿童高血压药物治疗的原则是从单一用药、小剂量开始。血管紧张素转化酶抑制剂（ACEI）或血管紧张素Ⅱ受体拮抗剂（ARB类）和钙离子拮抗剂（CCB）在标准剂量下较少发生不良反应，通常作为首选的儿科抗高血压药物；利尿剂作为二线抗高血压药物或与其他类型药物联合使用，解决水钠潴留及用于肾脏疾病引起的继发性高血压；其他种类药物如α受体和β受体阻滞剂，不良反应的限制多用于严重高血压和联合用药。

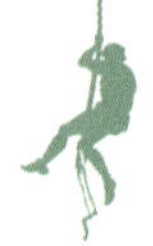

难治性高血压

在改善生活方式的基础上，应用了足够剂量且合理的3种降压药物（包括利尿剂）后，血压仍在目标水平之上，或至少需要4种药物才能使血压达标时，称为难治性高血压（或顽固性高血压）。难治性高血压患者的血压水平，需采用诊室血压测量结合家庭自测血压和24h动态血压检测的方法共同确定。

难治性高血压的治疗

难治性高血压的治疗是高血压治疗中的一个难点，患者最好到高血压专科就诊治疗。在治疗的同时，患者首先要纠正自己的不良生活方式，这些措施主要包括：减轻体重，建议体重指数控制在24以下；限酒，建议男性每天饮入酒精量＜20～30g，女性减半；限盐，建议每天食盐量＜6g；合理膳食，控制总热量摄入、高纤维低脂饮食；增加体育锻炼，每次30min左右，每周3～5次；同时注意心理调节，减轻精神压力，保持心理平衡。

纠正生活方式

在纠正生活方式的同时还要注意降压药物的合理使用。药物选用的原则包括：停用或减少干扰药物（非麻醉性镇痛药、兴奋剂、拟交感胺类药物等）；正确使用利尿剂。同时注意合理的联合用药（包括单片固定复方制剂），以达到最大降压效果和最小副反应。在药物治疗中应尽量应用长效制

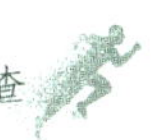

剂，以有效控制夜间血压、晨峰血压以及清晨高血压，提供24h持续效果，另外必须遵循个体化原则，根据患者具体情况和耐受性，选择适合患者的降压药物。

治疗药物的选择

对高肾素及高交感患者以血管紧张素II受体拮抗剂或血管紧张素转换酶抑制剂和β受体阻滞剂治疗为主；对醛固酮增多症患者，应加用螺内酯；对容量增高及循环RAS（肾素–血管紧张素系统）低下患者，以钙拮抗剂（CCB）和利尿剂为主。对摄盐量大或盐敏感患者，在强调严格限盐时适当增加噻嗪类利尿剂用量；对估算肾小球滤过率（eGFR）≤30mg（min·1.73m^2）的患者应采用襻利尿剂，非透析的肾功能不全的患者由于RAS抑制剂的使用或剂量受限，应增加CCB的剂量，甚至将二氢吡啶类与非二氢吡啶类CCB合用，必要时联合β受体阻滞剂、α–β受体阻滞剂或α受体阻滞剂。血压仍不能达标时可考虑使用可乐定、利舍平等中枢神经抑制药物。

难治性高血压的形成原因

1	有白大衣高血压症状
2	未按照医嘱服用降压药
3	降压药选择不当
4	同时使用了影响血压的药物
5	未采取非药物治疗措施，如限制高盐摄入
6	未合理使用利尿剂
7	伴有长期慢性疼痛或长期焦虑
8	出现继发性高血压

高血压并发糖尿病

临床研究发现，20%～30%的患者在诊断出2型糖尿病时已患有高血压，但发现高血压往往较容易，而发现糖尿病前期糖耐量异常相对较困难，因此凡肥胖的高血压患者应尽可能做糖耐量试验。另外有些糖尿病患者在病程发展到一定阶段后血压升高，这种血压升高更多与肾脏损害有关。

高血压合并糖尿病

高血压合并糖尿病，不仅使患者心脑血管意外的风险显著增加（至少是单一高血压或糖尿病的两倍），更易于发生心肌梗死、脑血管意外及末梢大血管病，并加速视网膜病变以及肾脏病变的发生和发展。因此，一定要重视治疗。对于高血压伴糖尿病患者的治疗原则是要严格控制血压、血糖以延缓各种并发症的发生，提高生存率。高血压伴糖尿病者血压应降至130/85mmHg以下。对已有糖尿病肾病表现者，若24h尿蛋白＜1g，理想血压为130/80mmHg；若24h尿蛋白≥1g，理想血压为120/75mmHg以下。血糖的控制目标为空腹血糖应控制到5.1～6.1mmol/L，餐后2h血糖应控制到7.0～7.8mmol/L。

治疗方法

治疗方法包括非药物治疗及药物治疗。非药物治疗主要是生活方式

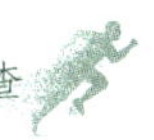

的改善，包括戒烟、限酒，合理饮食，加强体育锻炼。非药物治疗是药物治疗的基础，适用于所有患者，不可忽视。

对于血压≥140/90mmHg的患者，应在非药物治疗基础上立即开始药物治疗；伴微量白蛋白尿的患者，也应该直接使用药物治疗。首先考虑使用血管紧张素转化酶抑制剂（ACEI）或血管紧张素Ⅱ受体拮抗剂（ARB），对肾脏有保护作用，且有改善糖、脂代谢的好处；当需要联合用药时，也应当以其中之一为基础。高血压合并糖尿病的患者血容量往往过多，故使用利尿剂降压效果较好，但应注意使用小剂量的利尿剂，因为使用大剂量利尿剂时可致低血钾、糖耐量降低、糖尿病加重、脂质代谢紊乱等不良反应。另外，该药与血管紧张素转换酶抑制剂联用可以增加疗效。有些降压药不适于高血压伴糖尿病的患者使用。例如β受体阻滞剂可引起血脂升高、末梢循环障碍，并可加重胰岛素抵抗，故除非合并心绞痛或心肌梗死，一般情况糖尿病患者不宜应用。又如α受体阻滞剂（如哌唑嗪）对糖尿病患者降压有益处，可以降低胰岛素抵抗，提高葡萄糖耐量，轻度改善血脂，特别是对老年男性糖尿病患者可以松弛前列腺平滑肌，缓解排尿困难；但是由于其易发生首剂效应和耐药现象，所以仅适于短期使用。

糖尿病诊断标准

糖代谢分类	静脉血浆葡萄糖（mmol/L）	
	空腹血糖（FPG）	糖负荷后2h血糖（2hPPG）
正常血糖	<6.1	<7.8
空腹血糖受损	6.1～<7.0	<7.8
糖耐量减低	<7.0	7.8～<11.1
糖尿病	≥7.0	≥11.1

高血压并发冠心病

研究表明，血压在115/75～180/115mmHg范围内冠心病的危险呈持续上升的趋势，且每增加20/10mmHg，冠心病危险增加一倍。因此，建议有稳定性冠心病、不稳定型心绞痛、非ST段抬高和ST段抬高心肌梗死的高血压患者目标血压水平一般可为<130/80mmHg，但治疗更宜个体化。如患者有闭塞性冠心病、糖尿病或年龄大于60岁，舒张压应维持在60mmHg以上。对于老年高血压且伴脉压差大的患者，降压治疗可导致很低的舒张压（<60mmHg）。

高血压伴稳定性心绞痛

对于高血压伴稳定性心绞痛的治疗，除控制血压外，还包括戒烟、严格控制血糖、运动锻炼、降脂以及减肥。如无禁忌证，需应用他汀类药物以及抗血小板药物阿司匹林，不能使用阿司匹林者应使用氯吡格雷；β受体阻滞剂是治疗稳定性冠心病的基石，并可降低血压，降低病死率。如有β受体阻滞剂使用的禁忌证，可代之以二氢吡啶类钙通道阻滞剂，尤其长作用的制剂（如氨氯地平、非洛地平、硝苯地平控释或缓释制剂）或长作用的非二氢吡啶类制剂（如维拉帕米或地尔硫卓），这些药物同样对高血压伴心绞痛患者有效。

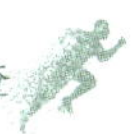

高血压伴不稳定性心绞痛和非ST段抬高心肌梗死的治疗

对于高血压伴不稳定性心绞痛和非ST段抬高心肌梗死的治疗，常需采用综合性治疗方案，包括卧床休息、持续心电监护、氧疗、静脉给予硝酸酯类药物、应用吗啡，以及β受体阻滞剂或其替代药物非二氢吡啶类钙通道阻滞剂（如维拉帕米、地尔硫卓）。β受体阻滞剂或非二氢吡啶类钙通道阻滞剂均应在无禁忌证，且无低血压或心衰状况下应用。伴前壁心肌梗死、糖尿病、未控制的高血压，或左室收缩功能障碍的患者应加用ACEI。利尿剂对于长期的血压控制，尤其患者伴容量超负荷，往往也是必需的。

高血压伴ST段抬高心肌梗死的治疗

此类患者的治疗与上述的不稳定性心绞痛或非ST段抬高心肌梗死相似，不过，溶栓治疗、直接介入干预，以及控制心律失常等治疗可能更重要，更具紧迫性。降压药物β受体阻滞剂和ACEI适用于所有没有禁忌证的患者。无低血压、心衰或心源性休克的患者可以立即开始应用β受体阻滞剂，建议口服应用。只有在患者伴严重高血压或心肌梗死后心绞痛，且其他药物无效时，方考虑应用静脉短效的选择性β1受体阻滞剂。

急性期以后的患者仍应继续使用口服β受体阻滞剂作为冠心病的二级预防。早期应用ACEI可显著降低发病率和病死率，尤其适用于前壁心肌梗死、伴持久性高血压、左室功能障碍或糖尿病患者。钙通道阻滞剂一般不宜使用，除非患者有应用β受体阻滞剂的禁忌证，或伴严重的梗死后心绞痛、室上性心动过速等且应用其他药物未能有效控制者，或者用于辅助性进一步降低血压的治疗。

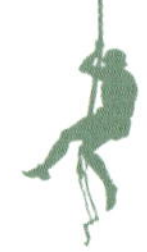

高血压并发高尿酸血症

在正常的情况下，一个成年人体内的尿酸有900～1500mg，每天新生成600～750mg，同时排泄掉500～1000mg，每日更新约60%，基本处于平衡的状态。但如果体内产生过多来不及排泄或者尿酸排泄机制退化，则体内尿酸滞留过多，当血液尿酸浓度大于0.7mg/L，就是高尿酸血症（HUA）。

诱发痛风

当血尿酸浓度过高时，尿酸即以钠盐的形式沉积在关节、软组织、软骨和肾脏中，引起组织的异物炎症反应，成了引起痛风的祸根。而痛风又会引起关节肿大等后遗症。

轻微的高尿酸血症不一定会出现痛风症状，只有当身体出现痛风关节炎时，才称之为痛风，而从未有过关节炎发作者，称为高尿酸血症。

饮食宜忌

痛风患者大多是较为肥胖体型，体内蓄积过多的脂肪容易使动脉硬化而引起高血压。痛风在高血压患者中的发病率为12%～20%，25%～50%的痛风患者伴有高血压。

痛风如果合并高血压，可引起肾功能减退，进行影响肾排泄尿酸的功能，导致高尿酸血症更加明显。高血压合并高尿酸血症患者，在饮

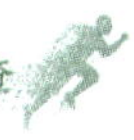

食上应以低嘌呤食物为主（如各种谷类制品、水果、蔬菜、牛奶、奶制品、鸡蛋），严格控制嘌呤含量高的食物（如动物内脏、沙丁鱼、凤尾鱼、浓肉汤、啤酒、海味、肉类、豆类等）。

用药宜忌

在治疗上积极控制与高尿酸血症相关的心血管疾病危险因素，如高脂血症、高血压、高血糖、肥胖和吸烟，应作为治疗的重要组成部分。在用药方面要避免应用使血尿酸升高的药物。利尿剂（尤其是噻嗪类）、糖皮质激素、胰岛素、环孢素、他克莫司、尼古丁、吡嗪酰胺、烟酸等均可使血尿酸升高，应避免使用。对于需服用利尿剂且合并高尿酸血症的患者，避免应用噻嗪类利尿剂，同时碱化尿液、多饮水，保持每日尿量在2000ml以上。对于高血压合并高尿酸血症的患者，首选噻嗪类利尿剂以外的降压药物。

运动宜忌

高血压合并高尿酸血症患者在运动过程中要从小运动量开始，循序渐进，关键在于坚持不懈。最好的方式是快走或者有氧运动，不宜太过剧烈，慢步短程小跑、太极拳、气功、广播操、快步走等项目较为合适。对体重超标者应选择有氧代谢比例大的运动项目。脂肪主要参与有氧代谢供能，而只有进行低强度的耐力活动时脂肪的消耗才比较明显。步行、长跑、游泳、爬山、跳绳等运动都是不错选择，但锻炼时间应在30～60min。总之，体育锻炼重在坚持，切忌“一曝十寒”。

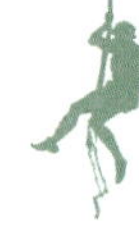

高血压并发眼病

高血压眼病是一种由高血压引起的常见疾病。如不重视治疗，则会引发眼底出血、急性闭角型青光眼、视觉衰退等眼部并发症。眼底出血往往发生在已患高血压病、动脉硬化症、糖尿病的患者。

饮食宜忌

日常饮食应以清淡易消化为主，多食富含维生素C、矿物质及植物蛋白的食物，如新鲜蔬菜、水果、豆类及豆制品等，应适当控制食盐的摄入，限制在每日3～5g，病情较重者限制在1～2g为宜。降低摄盐的同时，增加钾的摄入，多食用蔬菜与水果类食品。避免食用高胆固醇食物及过多的动物脂肪，如肝、脑、骨髓、蛋黄、肥肉等。膳食中脂肪应以植物油为主，与动物油之比以3∶1为适宜。但是也不必过分长期素食，以防顾此失彼，造成营养不良或降低人体抵抗力而罹患其他疾病。

运动宜忌

高血压并发眼部疾病的患者一定要注意控制血压，按时服药降压药物治疗。适当进行有氧锻炼，促进血液循环。比如散步、活动四肢等，但活动时间不要过长，30～60min为宜，运动量不宜过大，要避免激烈运动引起血压升高。平时要保持平和的心态，避免情绪波动剧烈，保证良好睡眠。

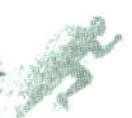

高血压并发脑卒中

患有高血压又发生了脑卒中的患者在发病后若能及时控制血压，可有效地防止脑卒中范围进一步扩大。对于病情稳定的脑卒中患者，降压目标应为<140mmHg。常用的5种降压药物利尿剂，钙通道阻滞剂、ACEI、ARB及β受体阻滞剂均能通过降压而发挥预防脑卒中或短暂性脑缺血的作用。利尿剂及某些降压药物可能效果更好些。可选择单药或联合用药。

治疗方法

依据病情以及患者的年龄采取不同的方法。对一般脑卒中后的高血压患者，应进行积极的常规降压治疗。对缺血性或出血性卒中、男性或女性、任何年龄的患者均应给予降压治疗。但对老年尤其是高龄患者、双侧颈动脉或颅内动脉严重狭窄患者、严重体位性低血压患者应谨慎降压治疗。

用药宜忌

降压药从小剂量开始，密切观察血压水平与不良反应，根据患者耐受性调整降压药及其剂量。如出现头晕等明显不良反应的，应减少剂量或停用降压药。尽可能将血压控制在安全范围（160/100mmHg以内）。同时综合干预有关危险因素及处理并存的临床疾患，如抗血小板治疗、调脂治疗、降糖治疗、心律失常处理等。

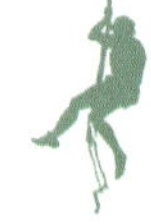

高血压并发心力衰竭

流行病学研究表明，在既往健康的人群中高血压是心衰的主要归因危险。大多数心衰患者均有高血压史。降压治疗可降低高血压患者心衰的发生率，也可减少伴心衰患者的心血管事件，降低病死率和改善预后。

预防出现心衰的症状

对于曾有过心衰或现在仍有心衰症状与体征的高血压患者，应积极控制高血压。降压的目标水平为＜130/80mmHg。对于持续高血压患者，或高血压伴左心室肥厚，或伴左心室功能障碍但无心衰症状和体征的患者，治疗目标亦为＜130/80mmHg。这样做有利于预防出现心衰的症状和体征。

药物治疗注意事项

对于伴临床心衰或左心射血分数（LVEF）降低的患者，可用ACEI或ARB、醛固酮受体阻滞剂，以及交感神经系统阻滞剂及β受体阻滞剂等，均对患者的长期临床结局有益，即可降低病死率和改善预后。这些药物形成了此类患者抗高血压治疗方案的主要成分。高血压伴心衰患者通常需合用2种或3种降压药物。在应用利尿剂消除体内过多滞留的液体，使患者处于“干重”状态后，β受体阻滞剂加ACEI或ARB可发挥协同的有益作用，称之为优化的组合。此种组合既为抗心衰治疗所必需，又可发挥良好的降压作用。

高血压并发肾病

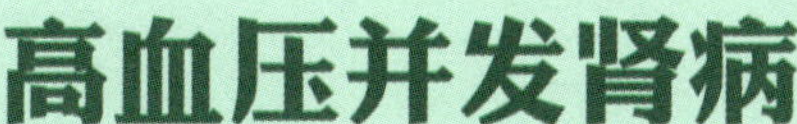

高血压与肾脏关系非常密切，持久的高血压可作为病因直接造成肾脏损害；而肾脏疾病本身也可以导致高血压，加剧肾功能的恶化。因此，对合并肾实质病变的高血压患者，治疗的原则是“双管齐下”，一是控制血压，二是保护肾功能，以缓解不可逆性肾脏病病程，延缓肾功能衰竭的发生。

预防出现肾功能损害

高血压患者如出现肾功能损害的早期表现，如微量白蛋白尿或肌酐水平轻度升高，应积极控制血压，在患者能够耐受的情况下，建议将血压降至＜130/80mmHg。养成良好、合理的健康生活方式是治疗高血压的基础，减轻体重、限盐、限酒和控制脂肪摄入、戒烟、参加体育运动对合并肾脏病的高血压患者同样非常必要。

药物治疗注意事项

在降压药物的选择上，血管紧张素转换酶抑制剂（ACEI）是现已公认在降压药物中保护肾脏最有效的药物，对于大量蛋白尿的肾脏病和糖尿病肾病患者延缓肾损害的疗效更显著，也可用于只有蛋白尿而无高血压的患者。目前，ACEI类药物有20余种，不论选用哪一类药物，均从小剂量开始。如果能将血压控制至正常，则继续治疗；如不能控制，则将其剂量加倍。

参考文献

中华人民共和国卫生和计划委员会《WS/T 430-2013 高血压患者膳食指导》

中国高血压防治指南修订委员会．中国高血压防治指南2010［J］．中华高血压杂志，2011，19：701-743.

《中国高血压患者教育指南》编撰委员会．中国高血压患者教育指南［M］．北京：人民卫生出版社，2014.

《中国高血压基层管理指南》修订委员会．中国高血压基层管理指南［M］．北京：人民卫生出版社，2015.

国家心血管病中心．中国心血管病报告2015［M］．北京：中国大百科全书出版社，2016.

中华医学会心血管病学分会．中国老年学学会心脑血管病专业委员会．老年高血压的诊断与治疗中国专家共识（2011版）［J］．中华内科杂志，2012，51：76-82.

中国医师协会高血压专业委员会．妊娠期高血压疾病血压管理中国专家共识［J］．中华高血压杂志，2012，20（11）：1023-1027.

孙宁玲，霍勇，王继光等．难治性高血压诊断治疗中国专家共识［J］．中国介入心脏病学杂志，2013，5（2）：69-74.

王肖龙，赵萍主编．临床综合诊断技术［M］．北京：人民卫生出版社，2015.

中国营养学会．中国居民膳食指南2016［M］．北京：人民卫生出版社，2016.

李兴广，田昕著．拒绝三高有妙招［M］．北京：人民军医出版社，2009.